生と死、
ケアの
現場から

言葉は
いのちを
救えるか？

岩永直子

晶文社

カバー写真　幡野広志
ブックデザイン　鈴木成一デザイン室

はじめに

どうして人はいつか死んでしまうのに生きるのだろう。自分がこの世から消滅する恐怖、ひとりぼっちで死んでいかなければいけない孤独に耐えられるのだろうか。

大学生の時、父が重い血液がんになったことをきっかけに、そんな疑問が頭から離れなくなった。あれこれ生死に関する本を読んでも答えは見つからない。実際に死を目の前にした人が何を感じているのか知りたい。そんな思いから終末期にある人の苦痛をケアするホスピスでボランティアを始めた。それが、後に医療記者を志すきっかけだ。30年も前のことになる。

通常、ボランティアは患者の部屋の花瓶の水換えやお茶汲みだけをし、患者や家族とはあいさつ程度の関わりしか持たない。だがその頃、趣味で指圧を習っていた私は、病院の許可を得て状態が落ち着いている患者さんに軽いマッサージをさせてもらっていた。だるさやむくみが少しでも楽になるように丹念に体をさする。個室で二人きりのしんとした時間、ぽつぽつと自分のことを話してくれる人もいた。

乳がんが全身に転移していた40代の主婦Nさんは、中でも特によく語り合った人だ。振り返ると、今の自分と同じぐらいの年齢だったことに驚く。

がんで脆くなった首の骨が崩れたら呼吸が止まる恐れがあり、ベッドから全く動くことができなかった。「あなたの元気をもらえるような気がする」と、若かった私がマッサージに訪れるのをいつも歓迎してくれた。

くるくる動く大きな眼に笑みを浮かべ、「シャンになりましょうね」と言うのが口癖だった。意味を聞くと、「見た目だけでなく、立ち振る舞いが粋で、内面も美しい女性のことを言うのよ」と教えてくれた。

そして、いつも誰かの役に立ちたがった。

息子や娘が見舞いに来る度に勉強やスポーツ、毎日の食事について母親らしくアドバイスをする。私がボランティアを始めた動機を話すと、「何でも質問してちょうだい」と、治らないがんになった体験を率直に話してくれる。若い看護師には患者の本音や願いをユーモア混じりに伝え、優しい教育係のようになっていた。まさに「シャン」な女性だった。

いつも朗らかだったそんなNさんが、週に一度しか来ない学生の私に少しずつ自分の苦しみや不安を話してくれるようになったのは不思議なことだ。

自身の病状や治療についてすべて説明を受け、十分理解もしていた聡明な人が、「病は前世の行いの因果応報」と説く宗教に入信し、独自の代替療法を受けていた。その信仰にも徐々に疑念を抱くようになり、家族が買い込んでくる大量の健康食品を飲むのが苦痛だと涙を流した。スポーツで鍛えた身体に自信があったのに病気になり、思春期の子どもたちのそばにいてやれないことを悔しがった。自分の弱さも隠さなくなった彼女のことを私はますます好きになった。

病状がさらに進むと、子どもたちが通いやすくなるように自宅近くの病院に転院し、私はそこにも見舞いに通った。痛みを和らげる薬のせいか、家族や私の見舞い中もうとうとすることが増えた。ある日、私がいるのに寝ていたことに気づくと、空を見つめてゆっくりと問いかけた言葉が忘れられない。

「これでも人間かしら？　人間かしら？」

彼女がそんな言葉を口にするのは初めてだった。自分がどう答えたのかは覚えていない。会話すること、考えることが難しくなり、苦悩を感じることさえおぼつかなくなっていく。それでもなお生きるNさんの命は、何の意味づけも拒んでただそこに在った。だがわずかに残るNさんの意識は、自身がそのような状態で生きていることを肯定することができないようだった。

Nさんにそう問わせたものは何なのだろう。「人間である」とはどういうことなのだろう。その時、ホスピスが掲げる理想の裏にある「人間らしくない死」のようなものが本当にあるのかという疑いが初めて私に芽生えた。彼女が見せてくれたむき出しの生には、そんな言葉を使わせない凄みがあった。彼女は間もなく亡くなった。

その後、私はホスピスで今度は1年間、調査をさせてもらって、死にゆく人が抱える恐怖や生死の意味への問いに対して、ホスピスがどのようなケアをしているのか考察する卒業論文を書いた。問いは解消されたわけではなく、さらに深まった。卒業後は、疑問に思ったことを自分の目と耳で追う医療取材をしたくて新聞社に就職し、入社10年後にやっと医療取材の部署に配属された。転職したインターネットメディアでも医療を取材している。

あのホスピスでの体験が医療取材の出発点となった私にとって、病いは常に医学だけの問題ではなかった。最後に彼女が私に投げかけた問いはずっと私の芯に残り続けた。科学的根拠を取材のベースとしながらも、興味をひかれるのはいつもその人の病いの体験に近づくことだ。

社会制度や世間の視線が病いや障害がある人を生きづらくさせる。たまたま生まれ落ちた家庭環境や教育が生涯にわたる健康格差をもたらす。ワクチンのためらいにも、ニセ医学に惹かれてしまうことにも、医療者やメディアのコミュニケーションの問題が横たわる。

２０１６年に神奈川県で起きた相模原事件では、「障害者は不幸を作ることしかできません」と言う男が意思疎通のできない知的障害者19人を刺し殺し、26人にけがを負わせた。男の思想に賛同するような言葉もネット上にあふれた。

子どもが産めるかどうかで、「生産性がない」と性的マイノリティを切り捨てる政治家もいる。どこにも居場所がなくて、自ら命を絶つ若者が後を絶たない。

緩和ケアは今も十分でなく、安楽死の実現を求める患者がいる。患者の自死に手を貸す医師や、医療費削減のために安楽死を持ち出す知識人もいる。

私がホスピスに通っていた頃から30年近く経った今も、人の生死やケアの周辺には、「これでも人間かしら?」と他者や自身に問わせてしまう言葉や思想がはびこっている。

その一方で、人生を揺るがすようなつらい体験や喪失を抱えながらも、打ちのめされたままではいない人間の底力のようなものに心を打たれた。理不尽な運命や悪意に抗う意志や人とのつながりが、生きる力を育むことも取材で出会った人たちから学んできた。

相模原事件や「生産性がない」発言には、障害者や性的マイノリティ以外だけでなく、様々な困りごとを抱えている人たちが抗議した。

障害者が生きる権利や制度をつかむために声を上げる人がいる。

大事な人を亡くした痛みを抱えながら、悲しみを生きる力に変えようと体験を分かち合う人がいる。

病いや障害の苦悩の中から見出した灯りを創作につなげ、見知らぬ誰かを励ましている人もいる。

そんな人たちを取材しながら、私はあの日、「これでも人間かしら?」と問いかけた彼女に伝えたい言葉を探す。

しんどいことばかりで生きる気力を失いそうになる時、命綱のように自分をつなぎ止めてくれる言葉。どんな状態にあっても、そのままの自分を肯定し、それでも生きることを励ましてくれる言葉。

もし、そんな言葉を誰かと分かち合えたなら、ひとりで引き受けなければいけない心の痛みが少しでも軽くはならないだろうか。誰かが心の奥底から発した言葉で自分の人生が照らされるなら、ひとりで生まれて、ひとりで生の苦しさを引き受け、ひとりで死ぬ絶対的な孤独が少しでも和らがないだろうか。

そんなことを夢見て、私は今日も言葉を探しにいく。

目次

はじめに……3

I部 優生思想に抗う

1 難病と生きる……15
――岩崎航・健一さんの「生きるための芸術」

2 知的障害者が一人暮らしすること……47
――みんなを変えたげんちゃんの生き方

3 なぜ人を生産性で判断すべきではないのか……63
――熊谷晋一郎さんに聞く負の刻印「スティグマ」

Ⅱ部 死にまつわる話

4 安楽死について考える……111
——幡野広志さんとの鎮静・安楽死をめぐる対話

5 死にたくなるほどつらいのはなぜ？……165
——松本俊彦さんに聞く子どものSOSの受け止め方

6 沈黙を強いる力に抗って……199
——入江杏さんが語る世田谷一家殺人事件、もうひとつの傷

Ⅲ部 医療と政策

7 「命と経済」ではなく「命と命」の問題……227
——磯野真穂さんに聞くコロナ対策の課題

8 トンデモ数字に振り回されるな……245
——二木立さんに聞く終末期医療費にまつわる誤解

Ⅳ部　医療の前線を歩く

9　ＨＰＶワクチン接種後の体調不良を振り返る……281
――不安を煽る人たちに翻弄されて

10　怪しい免疫療法になぜ患者は惹かれるのか？……311
――「夢の治療法」「副作用なし」の罠

11　声なき「声」に耳を澄ます……325
――脳死に近い状態の娘と14年間暮らして

終章　言葉は無力なのか？……349
――「家族性大腸ポリポーシス」当事者が遺した問い

おわりに……397

本書は、バズフィード(https://www.buzzfeed.com/jp)に
2017～2022年にかけて掲載された記事に、
追加取材も含めて加筆・再構成したものです。

Ⅰ部

優生思想に抗う

1　難病と生きる

——岩崎航・健一さんの「生きるための芸術」

岩崎航《いわさき・わたる》
1976年、仙台市生まれ。詩人。3歳で進行性筋ジストロフィーを発症。詩集に『点滴ポール　生き抜くという旗印』『震えたのは』（共にナナロク社）、エッセイ集に『日付の大きいカレンダー』（ナナロク社）などがある。

岩崎健一《いわさき・けんいち》
1969年3月、仙台市生まれ。画家。3歳の頃に進行性筋ジストロフィーを発症。弟・航との画詩集に『いのちの花、希望のうた』（ナナロク社）がある。

やわらかな紫で繊細に描きこまれた兄の菫（すみれ）に、弟の五行歌が寄り添う。兄・岩崎健一さん（54）が描いた花の絵と、弟・岩崎航さん（47）が紡いだ詩が響き合う画詩集、『いのちの花、希望のうた』（ナナロク社）が２０１８年に出版された。二人とも徐々に筋肉が衰えていく難病、筋ジストロフィーを3歳で発症した。人工呼吸器を使い、生活の全てに介助を必要とする。創作に使うのは、わずかに動く指先で操るパソコンだ。

健一も私も、この本を開いてくださったあなたも、この世界に生まれることは「限りある時」を燃焼して自分を生きることではないでしょうか。その時の中で、花の命に自らの「生きる」を感光させた健一の絵に、私もまた自分の生きる中で紡いだ詩を添えました。

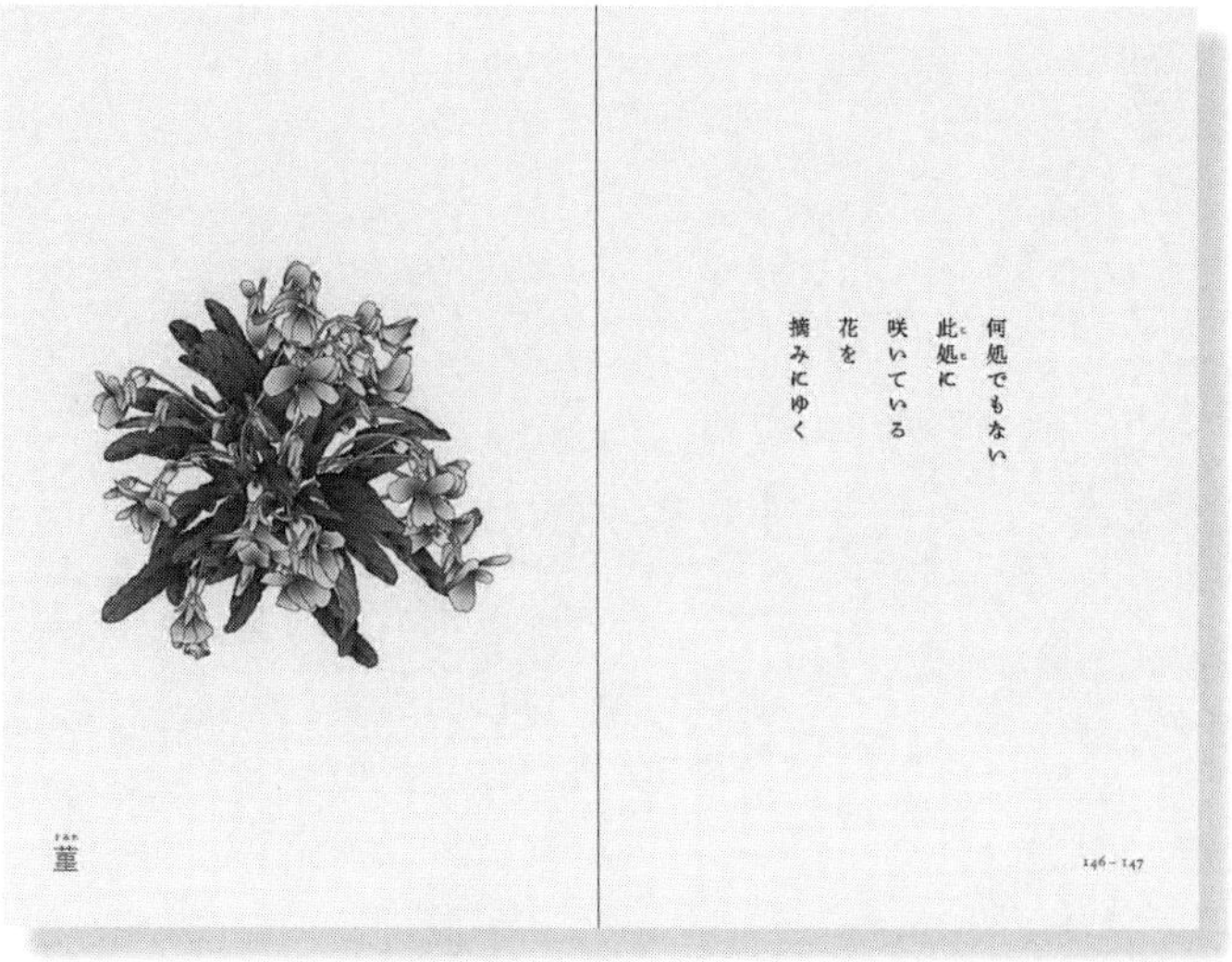
何処でもない
此処《ここ》に
咲いている
花を
摘みにゆく
菫《すみれ》
146 - 147

『いのちの花、希望のうた』（岩崎健一・岩崎航、ナナロク社）

まえがきでこう書く航さんと、絵を描くことを「生きた証」と語る健一さん。「大切な人に贈る花束のように作った」とこの本について語る二人に、生きるための創作や、障害と共に生きることについて聞いた。

航さんは両親と仙台市の自宅で暮らし、健一さんはそこから車で約40分かかる国立病院機構仙台西多賀病院で暮らしている。健一さんは気管切開しており、声がはっきり聞き取れないことがある。三きょうだいの真ん中にあたる佐藤佳苗さん（49）に聞き取りを助けてもらった。

風に舞う桜の花がきっかけをくれた

健一さんが生きがいを探し始めたのは25年前、生活の場を家族と暮らす自宅から病院に移したことがきっかけだ。

同じ病を追いかけるように発症した7つ年下の航さんの介護も重くなりつつあった頃だ。健一さんはその3年前に気管切開して、頻繁なたん吸引などが必要となっていた。兄弟二人に対する家族の介護負担は限界を迎えていた。

そんなある日、小柄な母の博子さん（81）が、健一さんの入浴を介助しようとして体を支えきれず落としそうになる。

両親にこれ以上負担はかけられない――。長男として一人、筋ジストロフィーの専門病棟がある病院に移ることを決めた。当時は、公的介護制度も十分ではなく、自宅で親の介護に頼るか、筋ジストロフィー病棟のある病院で暮らすかの選択肢しかなかった。

全国の国立病院機構に置かれている筋ジストロフィー病棟は、かつての国立療養所の結核病棟が転用された施設だ。治療法の確立で結核患者がほぼいなくなった後、1960年代から筋ジストロフィーの患者が入るようになった。重度の障害がある人が街中で暮らす自立支援策が未だ不十分な中、筋ジス病棟を「終《つい》の住処《すみか》」としている患者は今も全国にたくさんいる。

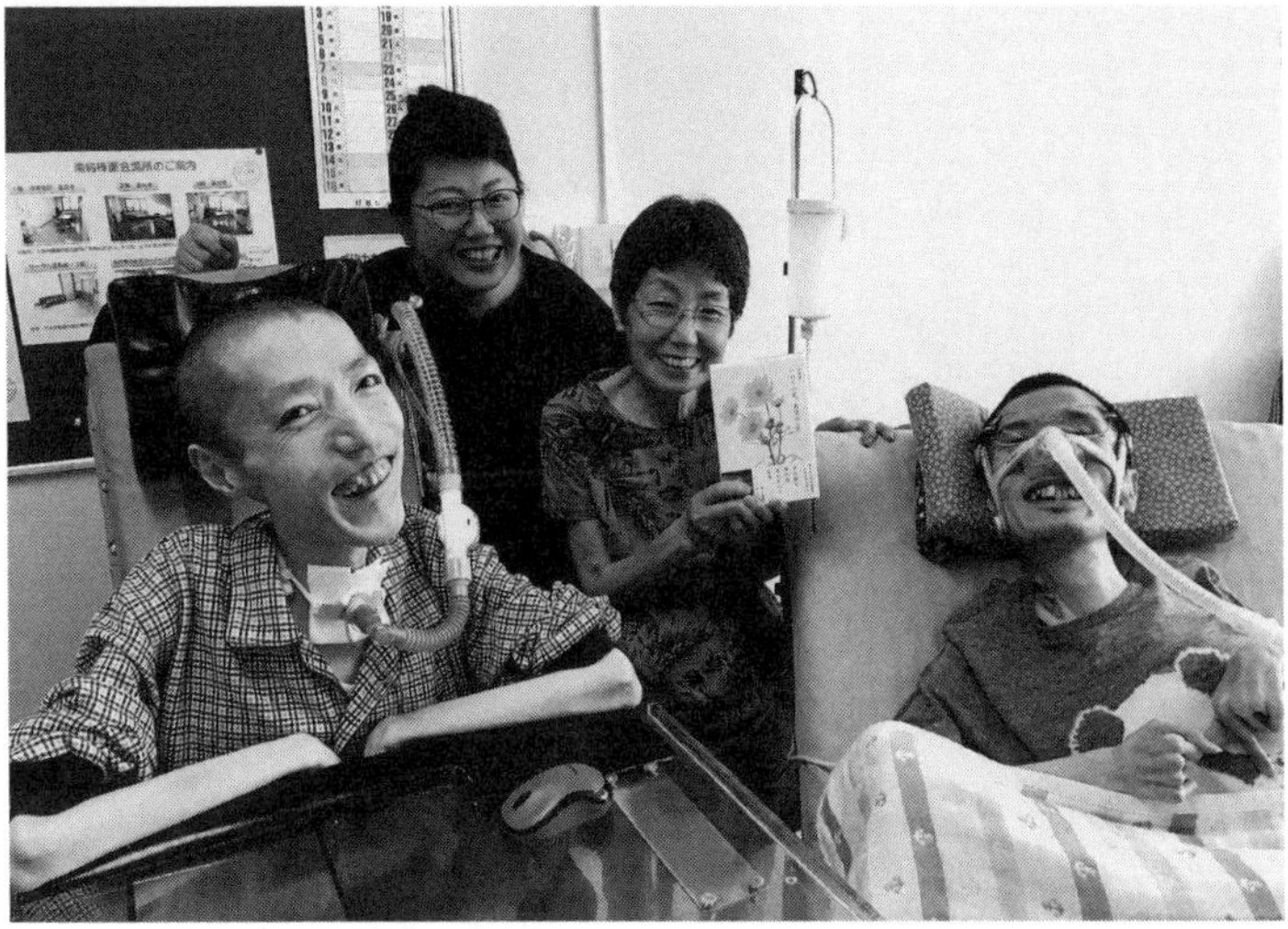

念願の出版を喜ぶ健一さん（左）、二人の間の長女・佐藤佳苗さん（左から２番目）、母の博子さん（右から２番目）、航さん（右）

病院という場所は、命に向き合う機会が多い。当時はこの病気の呼吸管理や治療法が今ほど進歩しておらず、20代で生涯を終える筋ジス患者も多かった。

「病院にいると、僕より若い子たちが早く逝く姿をずっと見ることになります。自分もいつ体調が崩れるかわからないので、ただ何もしないで一日一日を過ごしたくない。何か打ち込めるものを探そう、生きた証を残したいという気持ちがだんだん大きくなっていきました」

小学生の頃から学校の文集の表紙に自分の描いた絵が採用されるなど、絵は得意だった。だが、押し花やちぎり絵、ステンシルなど色々試してみてもピンと来ない。

心から打ち込めるものが見つからずに悩んでいた春のある日、病院でお花見の散歩があった。

「病棟の周りの桜をボランティアの人と一緒に眺めに行ったのですが、外出自体1年ぶりぐらいで、桜の花を直接見るのは記憶がないぐらい久しぶりのことでした。ずっと病室にこもっていると綺麗なものを見る機会がほとんどなかったのです」

当時、病院の敷地をぐるりと取り囲むように植えられていた桜の木はあたり一面満開。風に枝がたなびき、空に花びらが舞った。その光景の真っ只中にいて、健一さんの胸は強く揺さぶられた。

「今まで桜は何度も見てきたのですが、その時は感じ方が違った。言葉で言い表すのが難しいほど、すごく綺麗で心に残る桜だったのです。なんと言えばいいのか難しいのですが……」

嗚呼、僕も生きているんだ

隣で兄の話をじっと聞いていた航さんが言葉をつなぐ。

「私が第一詩集『点滴ポール　生き抜くという旗印』の冒頭の詩で書いた気持ちに近いのではないでしょうか?」

嗚呼　僕も

生きているんだ
青空の
真っただ中に
融け込んでいる

（『点滴ポール　生き抜くという旗印』より）

「この時、僕もほとんど外出できていなくて、通院のために介護タクシーにストレッチャーで乗り込む時に頭上の青空を見たんです。空をまともに見ることさえ久しぶりで、その時見た青空に、言葉にならないほど心が動かされました。まさに『嗚呼』としか言い表せない瞬間だったのです」

「合っているのかな？　わからないけど」と航さんが兄の方を見ると、健一さんが頷きながらこう続ける。

「自分が何をしたらいいのかわからない時期でしたから、余計そんな風に感じたのだと思います。ただ単に綺麗というだけじゃない。心が揺るがされるような……。その時、『自分もこんな花が描けたらいいな』と思ったのです」

最初はハガキ大の紙に水彩で描いていたが、描くことが楽しくなってきた10年ほど前から、病状が進んで筆を手で持てなくなった。

どうしたら描き続けられるのか。

インターネットで調べ、パソコンで描く方法があることを知った。残された身体の機能に合わせて作画ソフトを細かく調整する技術を独学で身につけ、ベッドに横たわったまま描く今のスタイルに落ち着いた。

その時々の季節や色、花の名前で検索し、花の写真を選ぶ。線はマウスで描くが、文字を書く設定では細かい線が引けないので、感度を下げてゆっくり細かい動作ができるようにする。写真を拡大して細部を描いたら、また全体の画像に戻してバランスを見る。それを何度も繰り返す。

下絵を描き終えると、パソコン上のパレットで色を混ぜ合わせながら自分の納得のいく色を作る。

「色つけが一番難しく、最初は思った色を出すのに大変苦労しました。色で絵の感じは違ってくるので、描く工程の中で一番気を遣うところです」

1枚の絵にかける時間は3週間程度。その日の体調をみながら、毎日1時間ぐらいコツコツと描き続ける。

「思うように描けない時は途中でいやになったりもしますが、続けることが大事だと思うのです。弟が体調を崩しながらも、ずっと詩を作り続けていることに勇気をもらっています」

画詩集にはこうしてパソコンで描いてきた70枚を選び、航さんの詩70編を組み合わせた。航さんも花をモチーフにした詩をいくつも書いている。

「花をもらうと人は嬉しいし、殺風景な部屋に花が飾ってあるだけで空気が変わる。命が花開いているわけですから。季節を感じることもあるし、病気の人が『来年の桜を見られるかな』と話す時、人生や命を重ねています」

航さんも過去に、「校庭の／桜吹雪が／痛かった／ただ黙って／空を見ていた」という詩を書いたことがある。通信制の高校に通っている時で、健康な同級生と自分の境遇を比べてしまっていた時に、散っていきながらも美しい桜を見て感じた思いだった。

「兄が桜を見て美しさに心を打たれて絵を描こうと思ったように、花はその命が、見る者の命を動かす。命が響き合い、見る者の心を動かすのではないでしょうか」

航さんは兄の創作について、こう表現している。

作品を観るときに、作者の障害や生活境涯の背景に囚われては本質を見失いますが、健一自らが言う「生きがい」「生きてきた証」としての作画を見ていると、そんな鑑賞者意識というものを超えた「生きるための芸術」があることを発見します。彼の花の絵に美しさと同時に、生涯を一点の絵に注ぎ込む創造の凄みを感じるのは私だけではないでしょう。

健一が作画の心境を問われて読んだ句があります。

限りある　時を思いし　心の絵

（『いのちの花、希望のうた』より）

「『生きる』と直結する創作」　弟が見つけたのは五行歌

航さんが6歳の頃、中学1年になっていた兄は学校で転倒したことをきっかけに自力で歩けなくなった。同じ病を生きる兄の姿に間近で接することは、航さんに将来自分の身に起きてくることへの心構えを与える。航さんは中学3年の時に立ち上がろうとして足を踏ん張っても、どうしても動かなくなった。自分が歩けなくなったことを静かに受け止めた。

だが、歩けなくなって生活は一変する。仙台市内の通信制高校に進学し、月数回の通学の他はほとんど外出することがなくなった。半ば引きこもるような生活が始まった。

「人との接点が少なくなり、テレビなどを見ると同世代の人たちは楽しそうに毎日を送っているると想像し、羨んでしまう。人と比べ、自分はできない、羨ましいという気持ちばかりに覆われて、すごく感傷的になっていました。誰にも相談せず一人で苦しみを抱え込んでいました」

17歳になったある日、夕方一人になった部屋で発作的に命を絶とうとする。

だが、手に取ったナイフを見つめているうちに涙があふれ、次の瞬間、思いがけず強い感情が湧き上がってきた。

「このまま死にたくないという、怒りのような激しい感情が自分の内部から湧き上がってきたのです。どん底まで落ちたことで理不尽な運命に反抗する力が湧いて立ち上がれたと思うのですが、今も説明がつきません。普段は自覚できない、生きようという命そのものが持っている力があるのではないかとも思うのです」

この時、自分を生きる方向に引き戻した力は何なのか、航さんはその後もずっと考え続けている。自分が死ねば、家族や近しい人が救いようのない悲嘆に暮れるのではないかと考えたことも、自殺を思いとどまらせたのではないか。

「一人で悶々としている時は自ら壁を作って孤立していたわけですが、家族やごく限られた知人らとの関わりはあった。たとえ細くても、狭くても、つながりがあった。そういうものがいざというときに光を放ってくれたと考えたりもします」

鼻マスク式の人工呼吸器を使い始めた20代前半には、ストレスもあってか、原因不明の吐き気地獄に4年間苦しめられた。吐いて吐いて吐くものがなくなっても、吐き気が収まらない。それがようやく落ち着いた25歳の時、これから先の人生を考えて取り組み始めたのが言葉による創作だ。

「自分にできることを見つけたい。このまま寝たきりで、何もせずに一生を終えたくない。人と関わって、自分の人生を自分で作って歩んでいきたい」

短歌や俳句など色々と試してみた末に、詩の中では比較的新しいジャンルである「五行歌」と出会う。季語などの決まりもなく、五行で書くことが唯一のルールの新しい詩の形式だ。書いてみると、言葉が次々と生まれた。手応えがあった。

自分の力で／見いだした／ことのみが／本当の暗闇の／灯火《ともしび》となる

（『点滴ポール　生き抜くという旗印』より）

「することを見つけたいのに見つからなくて、どうしたらいいのかもわからない。自分もこうやって生きてきたのだと、生きた証を残したい。それを見つけるまで長く苦しい時間を兄も私も過ごしているので、単に絵を描く、詩を書くというのではなく、『生きる』と直結する創作となっているのだと思います」

兄弟で過ごした幼い頃の思い出、吐き気に苦しんでいた時に背中をさすってくれた母の手、東日本大震災での被災体験、公的な介護を求めて行政の無理解と戦った日々――。日々生きる中で詩が生まれた。

最初の章は「母」　大事な人に花束を

最初の章のテーマは「母」となった。

健一さんは中学生の時の下校中に足が動かなくなり、探しにきた小柄な母がおぶって連れて帰ってくれた思い出を書いている。

「学生の頃も自宅療養中も、母にはずっと世話になりっぱなしでしたから。気管切開で呼吸器をつけるようになった当時はまだ在宅医療が整備されていなくて、母はたん吸引など今考えるとすごい介助をしてくれていました。何も言わないけれどすごく大変な思いをして、ずっと励ましてくれたのも母でした」

航さんも、母に対する強い思いを語る。

「病気で色々と苦しいこと、つらいことは当然あるのですが、自分の足で自分のしたいことを見つけて、手応えのある自分の人生を歩んでいけるようになったのは母の支えがあったから。兄も私もそんな思いが強くあります。だから、この本は母に贈る花束でもあるのです」

吐き気地獄に苦しんでいた20代前半、そばにいて背中をずっとさすってくれたのは母だった。気力を失った航さんが「僕にはもう夢も希望もないよ」と吐き出した時、そばにいた母が返したのはこんな一言だった。

「お母さん、かなしいな」

その言葉は航さんの心を揺さぶり、消えかけていた生きる気力を蘇らせてくれた。

「本当の気持ちに、本当にそう思って返してくれた。私は、本当にそう思って言うことは『祈り』なのではないかと思うのです。魂の奥底から思ったことは、受け取った者の心を動かし、何かが動き出す。それは響き合うということだと思います」

母から受け取った「祈り」は、航さんの創作の信念ともなった。

「誰もが立場や境遇も違うし、生きてきた過程も違うし、違う人格同士ですが、その中で本当に生まれる思いは通じ合えるものがある。どんなに想像しがたくても、本当に根っこの方に下りていけば通じ合える、響き合える。それは、僕がずっと考えていることです」

母の博子さんは二人の息子が贈ってくれた画詩集を初めて手にした時、ページをめくりながら何度も涙をぬぐった。

「私が思っている以上に、本人たちはつらい思いをしていたし、すごく頑張ったんだなと思いました。病いを乗り越えるのは自分自身ですから、親はなんにもしてあげられないですよね。こうなってくれればいいなと祈るのみです」

「子どもたち自身が強くなってもらわないと乗り越えられないと思って育ててきました。この本を読んで、自分は強い言葉を言ってきたんだなと気付かされましたけれど、子どもたちは今生きがいも見つけて、見事に応えてくれたのだなと思います。自分のことが書かれるなんて、私はちょっと気恥ずかしいような気持ちです」

同じ病を生きて　「弟は同志であり戦友」「兄は自分の灯明」

幼い頃は取っ組み合いのケンカをし、近くの土手で一緒に土筆を摘んだ。共に暮らし、泣き笑いした、どこにでもいる兄弟だ。病院と自宅で離れて暮らす今、会うのは年に1、2回になったが、常にメールで連絡を取り合い、いつ会っても自然に会話が弾む。

七つ年上の兄は弟のことを「同志であり、戦友でもある」と言い、弟は「隣にいる表現者であり、自分の灯明でもある」と呼ぶ。航さんが15歳からの6年間、最も多感な時期を自宅で引きこもるように過ごした時、常に互いがそばにいた。

航さんは五行歌を書き始めて2年になる2006年、初めて自費出版で『五行歌集 青の航』を出した。健一さんも金銭面や精神面で応援した。

「ただ兄と弟というだけじゃない。弟が懸命に取り組む姿をずっと見てきたので、応援してあげたかった。ずっと一つのことを続けているのもすごいことだと思いました。続けることは難しく、大事なことですから」

この『青の航』が後に編集者である村井光男さんに評価され、航さんは2013年7月、第一詩集『点滴ポール　生き抜くという旗印』（ナナロク社）を全国出版した。

日本を代表する詩人、谷川俊太郎さんは、「病む弱い体が、こんなにも健やかな強いタマシイを育むことができるのだと知って感動し励まされました」「あなたを尊敬し、誇りに思います」と絶賛した。

老舗文学雑誌『三田文學』も2014年夏季号の巻頭特集で航さんの詩10編を掲載した。航さんの詩を高く評価した当時の編集長で批評家、若松英輔さんの発案だ。有名作家のエッセーを掲載するのが慣例となっていた巻頭特集に無名の詩人を掲載することは異例なことだった。同時代で最も注目される詩人の一人となった。

順調な仕事と、思うようにならない体と

第一詩集『点滴ポール』が話題になり、2015年11月には初のエッセイ集『日付の大きいカレンダー』（ナナロク社）も出版する。

創作の日々を追ったNHKのドキュメンタリーが全国放送されたり、[*1] 私が編集長を務めていた読売新聞の医療サイト「yomiDr.」で連載を持ったり、[*2] 活動の幅を広げていった。読者からも、「生きる力をもらった」「励まされた」と感動や感謝の思いを伝える感想ハガキがたくさん届いた。

しかし、順風満帆に見える仕事とは逆に、航さんの療養生活には大きな壁が何度も立ちはだかる。

一つは、2016年11月、一日24時間の「重度訪問介護」を求めて仙台市役所に申請したのに、突っぱねられたことだ。

重度訪問介護は、重度の障害者に長時間の見守り介助を可能にする公的介護制度だ。全身が動かなくなり人工呼吸器も使う筋ジストロフィーやALS（筋萎縮性側索硬化症）がある人は当然認められるものと思いきや、自治体によって認定状況はバラバラだ。役所に却下されて泣き寝入りしている人も数多くいる。

航さんが24時間の介護を申請した頃、リウマチを患う母の博子さんは痛みで涙を流しながら介助をしていた。父の武宏さん（80）は頚椎の難病を患っており、痛みで持ち上げた息子の身体を落としそうになることもあった。航さんは拘縮《こうしゅく》（関節のこわばり）が進み、身体介助も介助者が慎重に手の位置や力の入れ具合を配慮しなければ、すぐに身体を痛めてしまう。自身の体調もままならなくなっている両親の介助に頼るのは限界を迎えていた。

「両親が痛みや深夜の介助でつらい思いをしているのを見るのは、介助してもらう私にとってもつらいことです。両親は常に疲れ切っていて、深夜のコールボタンにも反応できなくなり、命の危険さえ感じていました。それなのに夜間も含めた24時間介助の申請を却下され、自分はどうやって生きていけばいいのかと追い詰められたのです」

両親に介助してもらうことには別の問題もつきまとう。親子げんかをして互いに腹に据えかねることがあっても、体が動かない岩崎さんはそこから立ち去ることができない。両親の方でも介助を放棄することはできない。

「家族が介助をしていると、互いに気を遣うことで自然体の親子ではいられません。また、プライバシーに関わることまで介助が必要な生活にどっぷり浸かっていると、何が普通なのかわからなくなる。他人による介助や創作活動を通じて外の世界とつながるようになり、大人として当たり前のプライバシーが欲しいと一人暮らしも考えるようになりました。自分らしく人生を生きていくためにも24時間の公的介助が必要だったのです」

仙台市は人工呼吸器をつけている航さんに対し、夜間の介助は時間を決めてピンポイントで入れるように求めてきた。東日本大震災以降も度々地震が起きている仙台市で、誰もいない時に人工呼吸器が外れたり、機械の不具合があったりすれば、すぐさま命を落とす危険があるにもかかわらずだ。

社会資源や医療機器の支えが生きる可能性を広げる

さらに市は、「生命維持、健康維持に不可欠な家電製品の操作」ではないとして、航さんが使っているパソコンの準備や片付けの介助を認めなかった。

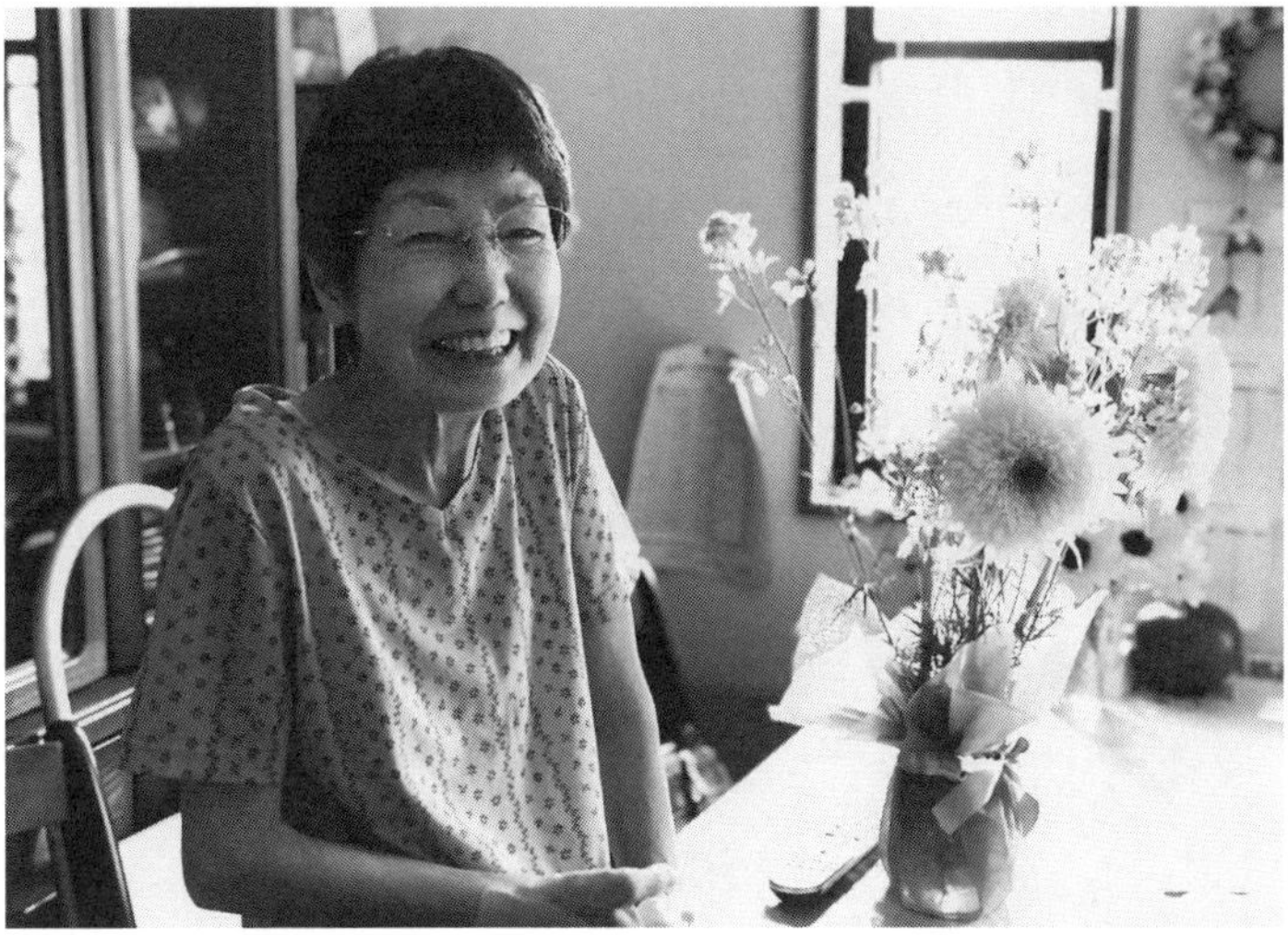

二人の母、博子さん。持病のリウマチと長年の介護で手には湿布が欠かせない。『いのちの花、希望のうた』は二人が母に捧げる花束でもある。

全身が動かない重度障害を持つ航さんにとって、パソコンは社会とつながるための命綱であり、詩人としての創作活動にも不可欠なものとなっている。

「パソコン環境がなかったら、こんな風に書けてはいないでしょう。メール、ブログ、ツイッターなどの様々なSNSもできますし、スカイプも使うと私のような体でも東京にいる編集者と会議ができる。色々なことを道具で補うことで可能性は広がり、道具を使って人とつながることが、創作活動にもつながっている。その介助がなぜ認められないのか。理不尽です」

そもそも筋ジストロフィーやALSなど体が動かなくなる難病があると、人工呼吸器をつけることや人工栄養を体に取り入れる胃ろうを造るのをためらう人もいる。

「私のような病気を持つ者は、どうしても家族に負担をかけるのは申し訳ないという気持ちがあるし、生活を支えるための医療や介護などの社会資源や、生活の質を上げる機器などの情報は十分行き渡っていない。患者は、必要な介助や、生きるための機器や人工栄養を使いたくても使えなくなってしまう可能性があります」

「社会全体にも『動けなくなったら、ものを食べられなくなったら、生きていても仕方ない』と考える傾向が無意識のうちにもある。医師や行政の中にもそういう人はいるでしょう。そうした人たちが、まだできることがあるのに障害のある人の可能性を狭めてしまわないかと懸念します」

「できないことは山のようにあるけれども、医療だけでなく介護も道具も制度もフルに活用して知恵を尽くせば、何かができる可能性や生きていて良かったと思える可能性が生まれてきます。そうやって生活を取り戻すことができるのではないかと思うのです」

航さんは、インターネットで全国に情報提供を呼びかけ、最終的に全国で障害がある人の介護保障を求めて活動している弁護団「介護保障を考える弁護士と障害者の会全国ネット」に相談した。こうやって仙台市と粘り強く交渉し、２０１7年2月、24時間介助を獲得した。

「理不尽なものに対して理不尽だと怒り、抗議の声をあげると、ひるむ気持ちや怯える気持ちが出てきます。だけど何も言わなければ何も変わらないと思って、声をあげることができた。多くの人の支援もあって最終的に申請は認められました。一緒に超えてくれる人がいたのが大きいと思います」

相模原事件、社会に向かって発信する

24時間介助交渉の準備を始めていた2016年7月には、そんな思いを全否定するような事件も起きた。神奈川県相模原市の知的障害者入所施設「津久井やまゆり園」で、元施設職員の植松聖死刑囚が7月26日未明、入所者19人を刺殺し、職員を含む26人に重軽傷を負わせた「相模原事件」だ。

ただ
生まれてきただけで
憎まれるという
悲痛を
見つめている

(『震えたのは』より)

大きなショックを受け、一時体調も崩した航さん。当時、24時間の介助を求めて行政と交渉する過程をつづったyomiDr. の連載で、相模原事件の思想に抗う文章を緊急寄稿した。そこに、この詩を置いた。

大気を呼吸すること
体に栄養を取り入れること
トイレに行くこと
自宅に住まうこと
おしゃべりすること
珈琲を飲み、酒を飲むこと
外に出かけること
ああだこうだと仕事すること
愛すること
つながりあって
人々の中で生きて死ぬこと
それを人間らしく望んでいるだけだ

「自分の暮らしを作っていく交渉を始め、連載で発信し始めた時に、『そんなことをされちゃ迷惑なんだよ』『社会の負担だからそんなことをされては困る』と突きつけられた事件でした。『生き抜くという旗を立てられては困る』と言われたように感じました」

事件そのものもショックだったが、その後、ネットに蔓延る、事件の思想を支持するような言葉にも苦しめられた。

「あの事件に対して賛意を示す言葉が数多くあったのを見てしまい、気持ちが折れかけそうになりました。自分がこうやって24時間人の手助けを借りて生きること自体があまり歓迎されないことなのだと萎れてしまった。どんな障害や病を持っていても人の手助けを借りて、自分らしく自分の人生を生きていけるはずだと信じてうたっていたのに、それが否定されたのです」

それでも倒れなかったのは、周りの人の支えもあったからだ。

「励ましや人の温かさを感じて、消えそうになる気持ちをまた奮い起こした。それでもやはり声を出して抗っていくんだと、勇気を奮い出すことができたのも私の中では大きいことでした」

言葉に
揺るがされたら
言葉に
拠《よ》って
身を支える

その後も、政治家らが優生思想を肯定するような発言をする度に、障害がある者の一人として声を上げるようになった。

「そんなことがあるたびに『違うよ』と声をあげる。そういう発言がおかしいと思えない風潮が広がっていくのはとても怖いので、声を上げ続けていこうと思ったのです」


（『震えたのは』より）

闘うのは「病い」ではなく「病魔」　生きる気持ちを支える努力

航さんは若い頃、「病いを治さないと自分の人生は始まらない」という考えに苦しんでいた。それは、治療法が見つからない難病を抱える自分を否定することにもつながっていた。

「病いがあることを否定してしまうと、いつまでたっても自分を受け入れられない。私にとって闘病とは、病気そのものと闘うことではなく、生きようという気持ちを奪う『病魔』と闘うことです。病いがあると、不自由さや治療の苦しみで打ちのめされ途方にくれる。そういう生きようという気持ちを弱める力が私の表現する病魔です」

病いは、ならなければならないに越したことはない。治れば治るに越したことはない。しかし、岩崎さんは、病いはマイナスばかりかというとそうは言い切れない、と言う。

「病状がどんどん進行する体なのですが、それがなかったら得られなかったものがある。病気を抱えながら生き、絶望のどん底にいて見えてきたものがあり、それを詩に書いているわけですから、それによって世界が広がり、今の生きる手応えにもつながっている。やはり病気はマイナスだけでは捉えられないのです」

兄からの手紙　気管切開を悩んで

24時間介助が認められ、一息ついたと思った2017年秋、航さんを再び危機が襲う。長引くたんがらみの風邪だ。人工呼吸器を使っていると、自力では吐き出すことのできないたんが喉に詰まることは死と直結する。

特に航さんのような鼻マスク式の人工呼吸器では、たん吸引がしづらい。10月にひどい風邪をひいた時には、何度も窒息するのではないかという恐怖に襲われた。夜もほとんど眠れなくなった。胃ろうからの経管栄養も入らなくなり、頬がこけた。創作はもちろん、日常生活を楽しむ余裕もなくなった。

こんなに苦しいなら、気管切開をしよう。一度は主治医に決意を告げた。

「兄のように声が出せなくなる可能性は怖かったのですが、その時はそうするしかないと思っていました。周りにできるだけ気管切開は避けたほうがいいと言われても、『自分が引き受けなくてはならないことなのだ』と思い詰めて、他の道が見えなくなっていました」

その時、航さんの決心を聞いた健一さんが長いメールを送ってきた。

体調を気遣う言葉から始まるそのメールは、20年前に気管切開をした自身の経験を明かし、弟に悔いのない判断をしてもらいたいと願う内容だ。


具合はどうですか。

痰が絡んで酷いと聞いていたので心配していました。

気管切開の話が出ているようですね。稔（※筆者注・航さんの本名）に伝えておいた方がいいと思うところを記したのでこのことも考慮して後悔しない決断をしてほしいと思います。


気管切開後5年ぐらいは様々なトラブルがあって心身が辛かったこと、呼吸が楽になったり痰が取りやすくなったりのメリットがあること、医療器具の交換に最初は出血と痛みが伴うことなどを淡々と説明した上で、最後は言葉を失う苦しみについて率直にさらけ出している。

気管切開して22年の立場から言わせてもらうと気管切開はすすめません。気管切開しないと命の危険がある場合にする最終手段だと思います。

（中略）


喋れなくなってつくづく感じます。意思疎通がままならない事は、精神的に相当ダメージを受けます。

日々イライラして爆発しそうになります。余裕がなくなるため感情を平静に保ち生活することはかなり精神的にきつかったです。


稔は将来親元から離れて暮らす計画があると聞いています。

その時にコミュニケーションをスムーズにとることは必要不可欠だと思います。喋れるカニューレが合わずに喋れなくなったらその計画は実行出来なくなると思います。

以上の事は最低限の事ですが心に留めてどうすればよいか結論をだしてください。稔が聞きたいことがあれば知り得る限りのことは答えますので聞いてください。兄より。


「自分の存在をかけて止めるという意思が強い、迫力のあるメールでした。すごく冷静に、気管切開をしたらどういうことがあるかを静かに懇々と書いています。特にコミュニケーションがとれないことで、多分そこには人には言えないような苦しみがあったのだと伝わりました」

考え直した航さんは、結局、気管切開をしないことを決めた。

2017年12月に、人工呼吸器の調整や呼吸リハビリで実績のある北海道の国立病院機構八雲病院（現在は北海道医療センターと函館病院に機能移転）に入院し、たんが詰まった時に出すのを助ける機械「カフアシスト」の訓練を受けた。今も鼻マスク式の人工呼吸器を使い、声を失ってはいない。

「先を見た時、その輪郭すら見えないような道を歩くのは険しいと思いますが、兄の存在は自分の灯明になっています。道が険しいことに変わりはなくても、かたわらに互いの心を知る灯明が燃えているのは自分の支えになっているのです」

誰かの心に届けば

父の武宏さんは二人の作品が画詩集として出版されるずっと前から「多くの人に二人が作品に込めた生きる力を届けたい」と駆け回ってきた。2014年6月には東日本大震災で甚大な被害を受けた石巻市で合同作品展「生命の花　希望の詩　負けじ魂で歩む兄弟展」を開催している。二人のきょうだい、佳苗さんも会場の設営や準備に奔走した。

「絵を見て心が和んだとか、勇気をもらったとか励ましの言葉をいただき、自分のためにコツコツ描いてきた絵がいろんな感情を与えるのだなと初めて気づきました。その声を聞いて、いつか画集にまとめたいと思うようになりました」と、健一さんは話す。

その後、航さんの詩集を出してきた担当編集者、村井さんから、「お兄さんと一緒に本を作りませんか?」と声をかけられ、2018年6月、二人の作品を画詩集として世に送り出した。出版後の2019年10月、久しぶりに二人での作品展も開いた。会場では、作品を見た車いすの男性が「自分も何か打ち込めるものを探したいと思いました」と航さんに感謝の言葉を伝えた。

自分たちの命を吹き込んだ作品が、多くの人の目に触れ、誰かの人生を励ましている。そして、作品をきっかけにまたつながりが生まれる。

「兄弟の絵と詩は、波風ある航海と言える自分の人生を生きていく思いを表したものです。創作を見てくれる人の中にある、生きていく思いに響き合うことで、互いに力づけられ、世界が広がっていくことは幸せなことです」

一人立つとき

航さんはその後、2021年6月に第二詩集『震えたのは』(ナナロク社)も出した。障害があるからと言って、聖人扱いされるのは好きではない。病いのある体で生き、行政と戦い、社会問題に声を上げる一方、酒を飲み、髭を生やし、人を想う。より色彩が増した世界に踏み出していく時の心の震えを描いた。

昏《くら》い谷底を前に
震えたのは
生きているから
温かい血が
通っているから

ぼくの手が
すこし震えているのが
わかった
大海原へと
今、漕《こ》ぎだしていく

(『震えたのは』より)

「怖いという意味での震えもあるし、新たなことをする、新たな道に行く、今までになかったことに踏み出していくことで、震える。期待やら不安やら色々混ざり、立ち向かっていこうという感じの震えもあると思います。嬉しいと思って震えることもある」

この詩集の最後に置いたのは、「一人立つとき」という16編の詩だ。

「病いの苦しみだけでなく、生きていく上でままならないことはいっぱいあり、人生で降りかかってくるものには、結局はたった一人で向き合わなければいけません。でも、それは一人ぼっちなわけではない。孤立しているわけではない」

誰でもそうなんだ
世界に対して一人立つとき
火がもえる
生きているんだ
そこから見えるあなたの灯火《ともしび》

（『震えたのは』より）

「一人立つと、やはり一人立っている他者の思いも見える。他者の中にもいろんな光があって、震えながら立っている。そういう人の姿がより一層見える。感じる。一つの決意のもとで立つと、いろんな思いを抱えて、震えながら一人立っている他者の気持ちとつながることもできる」
最後の詩は、ロックバンド「クイーン」のボーカル、フレディ・マーキュリーの生涯を描いた映画『ボヘミアン・ラプソディ』を見て、自分の思いを重ねた。
「孤独な気持ちになってしまう時も、踏ん張って自分の意志、使命に基づいて立っている人には、灯火に感じられるものがあるのではないでしょうか。それは大切な人かもしれないし、誰かから贈られた言葉かもしれない。大事にしている思い出かもしれません。一人のようでひとりではないのです」

（2018年7月23、24日公開記事を改稿）

参考文献

＊1 ETV特集「生き抜くという旗印～詩人・岩崎航の日々～」(https://www.nhk.or.jp/archives/chronicle/detail/?crnid=A201605070000001303100)

＊2「筋ジストロフィーの詩人　岩崎航の航海日誌」（読売新聞「YomiDr.」）(https://yomidr.yomiuri.co.jp/archives/iwasaki-wataru/)

2 知的障害者が一人暮らしすること

——みんなを変えたげんちゃんの生き方

重度の知的障害があったら一人暮らしは無理。そんな思い込みをはねのけて、自立生活を支える取り組みが始まっている。生まれつき重度の知的障害がある福井元揮さん（24）もそんな生活を始めている一人。あだ名はげんちゃんだ。

親元から離れ、東京・大田区のシェアハウスや一軒家での自立生活を始めて8年が経った。入所施設やグループホームなどの選択肢とは違い、どこに出かけるのも、誰と会うのも、何を食べるのも自由な生活。その笑顔が、周りの人の心を少しずつ変え始めている。

買い物、外食、ガラリと変わった毎日

2017年5月に私が初めて会いに行った日曜日の夕方、元揮さんはヘルパーの男性二人

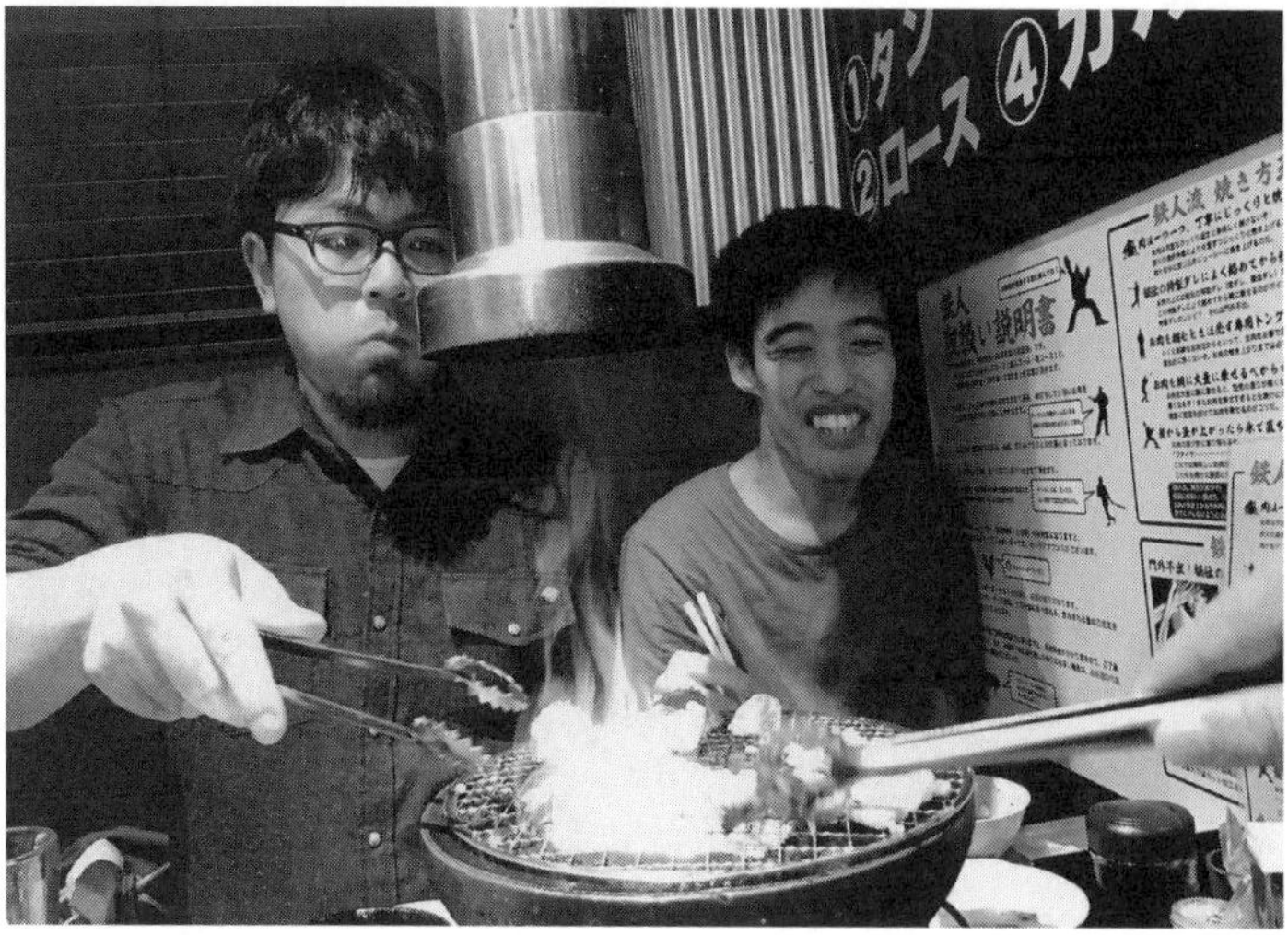

この日の夕飯は大好きな焼肉。常連になった店で、店員さんから声をかけられることも増えた

と近所の行きつけの焼肉屋に繰り出した。

言葉でのコミュニケーションは難しい。でも、大好きな焼肉を頬張る笑顔で、久しぶりの外食を楽しんでいることが伝わってくる。体を揺らしたり大きな声を出したりなどの行動障害もある。でも、周りの人もそんなものかと受け止めているようで、気にもしていない。

帰りはスキップでスーパーに向かい、好みのスープや飲み物を選んでレジで支払いも済ませた。24時間誰かの見守りが必要だが、自立生活を始めてから自分でできることが増えた。行動範囲も広がっている。

元揮さんは1992年、妊娠24週の早産で三つ子の3番目、長男として生まれた。三つ子の長女、捺未さんは軽度の知的障害が残り、次女は生後2週間で亡くなった。その5年後には、障害がない三女、千菜美さんも生まれた。

母・恵さんが元揮さんの一人立ちを考え始めたのは、元揮さんが20歳になった頃だ。障害がある二人の世話に加え、認知症になった自分の両親の介護にも追われていた恵さんは、自分が高齢になったり急に死んだりしたら、息子はどうなるのか心配が強くなっていた。子どもに障害がある親の多くが抱く不安だ。

そんな時、元揮さんの外出の付き添いサービスをしていたNPO法人風雷社中理事長の中村和利さんから、「自立生活を考えてみませんか?」と持ちかけられた。先行して知的障害者の自立生活を支援してきたNPO法人はちくりうす（東京都目黒区）の影響を受けて提案したという。

統計は見当たらないが、35年前から知的障害者の自立を支援している市民団体たこの木クラブ代表の岩橋誠治さんによると、一人暮らしをしている重度知的障害者は全国で100人もいないとみられている。

意思疎通が難しいことや、専門性の求められる介護人材が不足していることなどが、自立生活を阻む。両親による世話がままならなくなると、自宅から遠く離れた入所施設やグループホームに移ることがほとんどだ。風雷社中の中村さんは、東京で暮らしていた知的障害のある人を、空きが出た北海道の施設まで送り届けた経験もある。

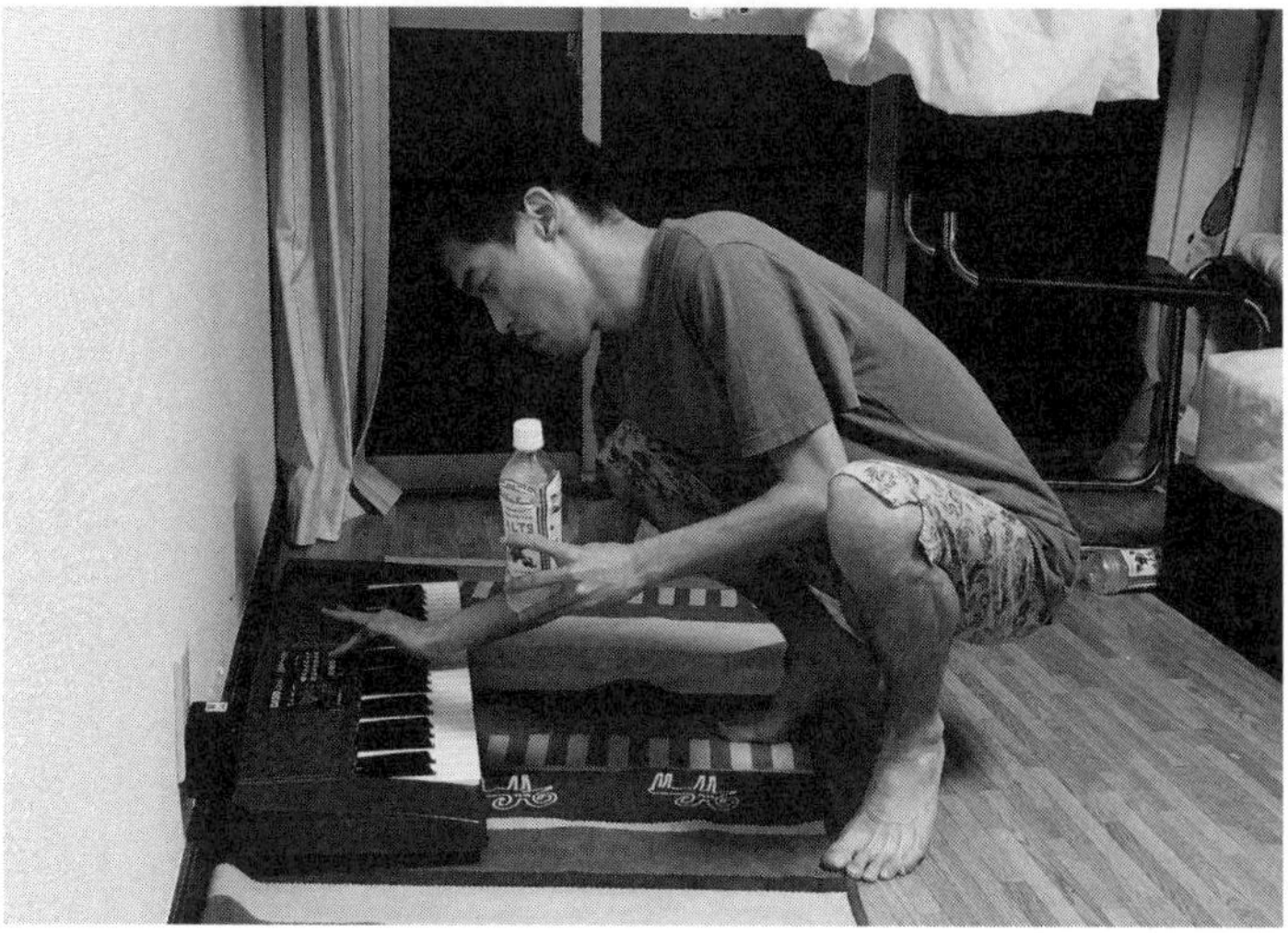

自分の部屋でキーボードを弾くげんちゃん。音楽が大好きで絶対音感もある

自立支援に取り組み始めた狙いについて、中村さんはこう語る。

「本人が全く状況をわからないのに、ある日突然、住み慣れた場所から離れた場所で暮らすという現状を変えていけないかと思ったからです。もちろん、集団生活やルールが固まった環境が合う人もいるので施設も大事なのですが、地域の中で自立して暮らす選択肢がほとんどないのは問題だと思っていました。まず一般の人の生活と同じ選択肢から、提案される社会になってほしいのです」

夜間も含めた長時間の見守りを可能にする重度訪問介護制度が、2014年から行動障害を伴う重度の知的障害者にも適用されることが決まり、制度上も自立生活を支援しやすくなった。ただ、元揮さんは重度訪問介護制度を使わず、ヘルパーに支払う1時間あたりの介護報酬がより高い居宅介護支援と移動支援、家事支援などを組み合わせている。足りない分は、社会運動として自立支援を進めている風雷社中の持ち出しだ。

自立生活に向けてまず1年間、週1回のお試し宿泊を続けた。実現できるのか半信半疑だった家族の懸念をよそに、元揮さんは一緒に泊まって世話をするヘルパーをすんなり受け入れた。

2014年5月、風雷社中の知人の紹介で3階建ての一軒家を借り、2、3階をシェアハウスにして、最上階を元揮さんの新居に決めた。2階は一般男性が借り、1階は地域に開かれたイベントスペースだ。通所施設で過ごす平日の日中以外はヘルパーが付き添い、元揮さんが自分で創る生活が始まった。

歩いて15分ほどの距離に住む恵さんは、たまに会うたびに息子が成長していることに驚いた。「ありがとう」「おはようございます」など話せる言葉が増え、簡単な皿洗いなどの家事もするようになった。電車に乗って映画館に出かけたり、買い物に行って自分の欲しいものを選んだり、親が「この子はできない」と思い込んで諦めていたことができている。

「親やきょうだいは先回りして世話してしまいがちでしたが、外の人が入ることで、自分の思いを伝える必要性に差し迫られたのでしょう。親元にいる時は、親の都合に合わせて食事や風呂の時間を決めていました。でも、ここでは本人の意向を尊重して、自分で自分の行動を決めさせます。親としては可愛いからやってあげているのですが、それが息子の可能性を狭めていたのかもしれないと気づきました」

家族の生活にも影響があった。家族の代わりに世話をする人を調整しなくても、好きな時に好きなだけ外出ができる。夫は趣味の音楽活動を始め、恵さんは末娘の千菜美さんと初めて親子で北海道旅行に行けた。息子の世話でずっと後回しにしてきた千菜美さんの運動会にも、高校3年生になって初めてゆっくりと応援に行けた。

社会のお荷物? 人の輪をつなげる存在に

恵さんは長年、心のどこかで息子のような重度の知的障害者は社会のお荷物になっているのではないかという思いを拭えないでいた。

2016年7月、相模原事件が起きた時も、犯人の語る動機に複雑な思いを抱いた。事件を受けて入所施設が警備を厳重にするというニュースを聞き、知的障害者が特別な困った人として、ますます地域から隔絶していくのではないかとやりきれない思いも抱えていた。

しかし、シェアハウスの1階で行われるイベントに楽しそうに参加する息子の姿はどうだ。元揮さんと交流していた参加者たちから、「げんちゃんといると楽しい」「フィーリングが合う合わないって、障害のあるなしに関係ないよね」と声もかけられた。世間に対する申し訳なさに凝り固まっていた自分の心もほぐれていった。

「息子も役に立ってるじゃん、と素直に思いました。知的障害者と初めて出会ったという人が一人の人間として関心を持ってくれて、『げんちゃんと会ってヘルパーを目指し始めた』と言う人もいます。私自身、これまで遠巻きに見ていた耳の聞こえない人や精神障害を持つ人と自然に話せるようになりました」

「考えてみれば、誰だって年をとるし、病気になれば人の支援を受けなければ生きられないわけで、息子は特別な存在ではない。彼を通じて人の輪が広がり、地域や社会が変わっていくのではないか。そう思えるようになったんです」

恵さんは、風雷社中の活動にも積極的に関わるようになり、もう一歩踏み込んで福祉を学ぼうと社会福祉士の資格を取った。2022年現在は、障害者の就労訓練をする支援員のアルバイトをしている。

障害がある兄姉の妹として

元揮さんの妹で三女の千菜美さんは高校卒業後、実家から遠く離れた北海道大学工学部に進み、今は大学院修士の1年生で交通工学を専攻している。

幼い頃に姉や兄に手を引かれた記憶もわずかにあるが、気づいたら兄や姉を世話する側になっていた。

「危ないことをしないように見ていてあげたり、風呂から上がったら体を拭いてあげたり。両親から言われてやるようになったわけではなく、無意識にやるようになったのだと思います」

そのせいかどうかはわからないが、保育園に行き渋ることが多かった千菜美さんを母はいつも何も言わずに休ませてくれた。姉や兄が学校に行っているこの時間だけは、一人で母を独占することができる。末っ子で甘えん坊の自分に戻れる時間だった。

小中学生になってからは、障害のある兄姉の世話で忙しい両親は、授業参観や運動会に来る余裕はなかった。運動会の昼休みに家族と一緒にお弁当を食べている友達を見て、うらやましいと思ったことはある。だけど、我慢したり、不満があったりしたわけではないと千菜美さんは言う。

「母はなぜ無理なのかをいつもきちんと説明してくれていました。物理的に難しいことを伝えてくれて、私も仕方ないなと納得ができた。小さい頃から両親は対等に私と接していました。子ども扱いはしなかった。親子というより、友達のような関係になっていました」

高校時代に進路を考え始める頃、親からは「自由に好きなことをしなさい」と言われ、「近くにいてほしい」と言われたこともない。母は「私は一人暮らしをしたことがないから、した方がいいよ」という言葉で、実家から一人出ることを後押ししてくれた。

「娘がいたら頼ってしまう。そばにいたら娘に依存してしまうのがわかるので、外に出してあげたかったのです。元揮が自立して、千菜美も出やすくなったところがあると思います。そのまま東京に帰ってこないなら、それでもいいと思っています」と恵さんは言う。

初めて自分のために全ての時間を使える自由な一人暮らし。だが、遠く離れていても、兄や姉に障害があることを意識させられる場面は度々ある。

大学の友達から「きょうだいいるの？」と聞かれたらそのまま答えるが、「話すのは嫌ではないけれど、面倒くさい」とも感じている。兄や姉の障害について伝えた友達が気まずそうな顔をした時は驚いた。

「向こうに気を遣わせてしまって、こっちも気まずくなりました。障害のある家族の話をタブーに思う人がいると聞いてはいたけれど、やっぱりいるのだなと確信した出来事です。逆に『どんな障害なの？』と聞かれた方が、興味を持ってくれて単純に嬉しいなと思うのですけどね。もちろんそんな友達もたくさんいます」

兄や姉の障害について友達から「お兄さんやお姉さんのこと、かわいそうって思う？」と聞かれたこともある。「いや別に」と答えると、「そんな無慈悲な！」と言われたのにも驚いた。

「やっぱり部外者からすると障害者ってかわいそうな存在なんだなと感じます」

ただ、結婚を考える歳にもなり、交際相手や相手の家族から障害のある家族がいることについてどう思われるか、少し気になるようにもなった。

「きょうだいに障害があるから嫌だという人と単純に結婚したくない。そんな人は自分の相手ではない」

その気持ちに嘘はない。しかし、最近付き合った彼氏と初めてのデートをした時、「きょうだいいるの？」と聞かれて、兄姉がいることは言っても、障害のことは話さなかった自分に気がついた。

「自分のことを知ってもらう前に、兄姉に障害があることが相手の中で大きくなるのが嫌だなと思ったのかもしれません。自分にとっては重い話でなくても、向こうがどう捉えるかはわからない。関係ができた後、次に聞かれたら言おうと思っていたのですが、その前に別れてしまったので結局伝えられませんでした」

「こうすべき」で生きてきて、「こうしたい」がわからない

千菜美さんは今、就職活動を始めつつ、博士課程への進学も頭にある。自由に生きてきたつもりだが、将来の道を考えたり、就活で自己分析をしたりしていて、初めて気づいたことがある。

「素直に自分がこうしたい、と選択する力がかなり弱いなと感じることがあります。これまで『こうすべき』という選択肢ばかり選んできたので、自分の本当にやりたいことや自分の気持ちが全然わからない。もしかしたら昔から親の顔色を伺っていい子でいることが自分のアイデンティティになっていたところがあるのかもしれません。もちろん親を責めるつもりはないし、親がそれで私に『申し訳ない』なんて思ってほしくはない。私は生まれた時から障害のあるきょ

うだいと暮らしてきたからこの状況は当たり前ですが、親は人生の途中から関わるようになって私よりずっと大変だったと思います」

そんな自分に気づいてからは、意識して自分のやりたいことをすぐやるようになった。インドへの短期留学プログラムに参加したのもその一つだ。大学で多様な生き方をする人たちに出会って、自分の未来にも様々な選択肢が広がっているのだと気づけたことも大きかった。

卒業後に東京に戻るのか、どうするのかはまだ決めていない。両親は自分たちが死んだ後の兄姉のことも考えていると思うが、具体的には聞いたことがない。

「げんちゃんよりも、お姉ちゃんの方が心配です。障害が重いお兄ちゃんの方が圧倒的に助けの手は多いし、支援制度も手厚い。姉の方は障害が目立たないし、なんとか生活できているから、生活支援をどうにかしなければと思う人もいないのです」

恵さんは、「千菜美はなるべく障害のある兄や姉に縛られないで生きてほしいと思いますが、私たちが死んだら手続きをするのは千菜美かもしれません。複雑な気持ちです」という。

親の心配をよそに千菜美さんは自分のきょうだいとの関係を淡々と受け止めている。

「自分が一番近い存在ですから、ある程度の責任があると思っているし、その責任から逃げたいとも思っていません。与えられた責任を全うするだけです。でも、できれば一人で抱え込むのではなくて、困った時には手伝ってくれるパートナーがいればいいなと思います」

障害のある兄姉がいることは自分の人生にも影響していると思う。でも、自分の将来を考える時、こんな気持ちは揺るがない。

「自分は幸せに生きると勝手に決めていて、そのためには周りの環境もそうなる必要がある。そんな根拠のない自信のようなものがあります」

障害者のきょうだいがいる健常な「きょうだい児」は、幼い頃から世話される側ではなく世話する側として育ち、両親から後回しにされてきたことなどから、自己肯定感を持てず、生きづらさを抱えることがあると言われている。

千菜美さんの自信はどうして培われたのだろうか。

「母にも『なんでそんな自己肯定感が高いの？』とよく言われるのですが、母からずっと『可愛い、可愛い』と言われて育てられたからだと思います。私が三人きょうだいの中で一番可愛がられて育ったと思っています。もしかしたら他の二人も自分が一番だと思っているかもしれません。それならすごいことですよね」

シェアハウスから一軒家へ

元揮さんが初めて自立生活を送ったシェアハウスは再開発計画で取り壊しが決まった。2019年7月に大田区の一軒家に引っ越したが、新居探しは難航した。障害を理由に約30軒に断られた。

「重度の知的障害者で男性、というだけでみんな怖がるのです。不動産会社の人には『なんでお母さんが一緒に暮らさないの？　心配じゃないの？』とも言われました。元揮のような人が社会に出ていくことは大事だと思っているのですが、社会の方は全然まだ歩み寄ってくれないのです」と物件探しに奔走した母親の恵さんは言う。たまたまネットで見つけたこの一軒家を管理している高齢男性だけ、「僕も耳が不自由で障害を持っているから」と大家につないでくれた。

2022年4月、新居を訪ねると、元揮さんは夕飯前にスマホでお気に入りの音楽をかけてくつろいでいた。

前に住んでいたシェアハウスのイベントスペースであったような人の出入りはない。引っ越し後、すぐにコロナ禍に突入したこともあって、地域の人との交流もほとんどなくなった。でも、近所の人は、恵さんに「息子さんはいつもちゃんとあいさつしてくれるよ」「何か困ったことがあったら言ってくださいね」と温かい声をかけてくれる。

「新しい場所にも驚くほどすんなりなじみました。地域の人とのつながりは薄くなりましたが、今の生活の方が本人としては落ち着いています。何が本人の幸せかはわからないですよね」と恵さんは言う。

約10人のヘルパーが交代で元揮さんの生活を支える生活は、コロナ禍で一度、危機にも陥った。2022年2月、元揮さんが39度を超える熱を出し、新型コロナ陽性だとわかったのだ。

中村さんも含めたヘルパー3人が濃厚接触者とわかり、症状がない中村さん一人が10日間、泊まり込みで介助して元揮さんの自宅療養を乗り切った。

周囲の介護事業者に聞くと、グループホームで暮らす知的障害者から陽性者が出た時は、「集団感染を起こされたら困るから」と急に自宅に帰されるケースがいくつもあった。別のグループホームでは、「外でコロナをもらってきては困る」と知的障害のある入所者に長期間の外出禁止令が出されたこともあった。

風雷社中の理事の庭野拓人さん(38)は「笑えない話ですが、『24時間監視体制で柵の外には出られません』というのを売り文句にしている施設もあります」と語る。知的障害のある人の人権は十分に守られているとは言えない状況だ。

軽度の障害がある長女、捺未さんは障害者雇用で大手企業に勤めながら今も親元で暮らす。両親亡き後の生活もそろそろ考え始めなければならないが、障害が軽度のため、公的介護の時間も短く十分な自立支援は望めない。慢性腎炎も悪化しており、グループホームや一人暮らしで食生活まで気を配れるかどうかも不安だ。

大田区内では、元揮さんに続き二人目の知的障害者が自立生活に踏み切っている。元揮さんの挑戦はドキュメンタリー映画として各地で上映され、風雷社中には高知や千葉など全国各地から「どうやったら実現できますか?」と問い合わせが来る。

還暦を迎えた恵さんは、「もっとやりたいことをしなくちゃ」と気持ちが焦るようになった。

自分でデザインした洋服を作ることが趣味で、その腕を活かして障害のある子どもたちが着やすく、おしゃれな服を作るのが夢だ。自分のやりたいことを考えられるようになったのは、元揮さんが親の手を離れたから。障害がある子どもを授かったとたん、親の人生全てを子どもに捧げざるを得ない状況を変えるためにも、こうした自立支援策が全国に根付いてほしいと願う。

庭野さんも言う。

「少しずつ自立生活をする知的障害者が増えていくことで、街の中に味方が増えてほしい。知的障害のある人に街で出会う機会が増えれば、例えば電車内で騒いだとしても『そういうものだろう』と受け止めてくれるでしょう。そんなふうに自然に街に溶け込んで、世の中の理解が少しずつ広がればいいなと思います」

（２０１７年5月17日公開記事を２０２２年追加取材のうえ改稿）

3 なぜ人を生産性で判断すべきではないのか

――熊谷晋一郎さんに聞く負の刻印「スティグマ」

熊谷晋一郎　くまがや・しんいちろう
東京大学先端科学技術研究センター准教授、小児科医。専門は小児科学、当事者研究。新生児仮死の後遺症で、脳性マヒに。以後車いす生活となる。著書に『リハビリの夜』（医学書院）、『発達障害当事者研究』（共著、医学書院）、『つながりの作法』（共著、NHK出版）、『みんなの当事者研究』（編著、金剛出版）などがある。

自民党の杉田水脈・衆議院議員が月刊誌『新潮45』（2018年8月号）への寄稿で「（性的マイノリティは）子どもを作らない、つまり『生産性』がない」と発信し批判を浴びた。本人や自民党からの明確な謝罪はなく、いまだに決着はついていない。抗議の声は性的マイノリティ当事者だけでなく、障害者支援団体、がん患者団体など他のマイノリティにまで広がり、『新潮45』は最終的に休刊する事態となった。杉田議員の言葉は何が問題で、それが放置され続けることでさらにどんな悪影響が考えられるのか。

自身も車いす生活を送り、障害者が直面する差別の問題に長年取り組んできた東京大学先端科学技術研究センター当事者研究分野准教授で医師の熊谷晋一郎さんに、杉田議員の寄稿を読んでもらった上で考察してもらった。

数々の論点

——まずは杉田議員の寄稿を読んで、率直な感想をお願いします。

最初に目に留まったのは、この記事の内容を批判されている多くの方と同じで、やはり、「生産性」に触れている部分です。この記事では、生産性の中でも特に、子どもを産むという「生殖」の領域における再生産能力のことを指しているようです。

19世紀のヨーロッパでは、同性愛や自慰、膣外射精など、生殖に結び付かない性的指向を「性的倒錯」として次々に病理化(病気と見なし、医療の対象とすること)してきました。私的問題ではなく、医療や政治が関与すべき公的問題として扱うようになったのです。

しかしその後、同性愛を病気とみなす立場は徐々に消滅し、代わりにそれを多様性の一つととらえ、人権を保障するよう社会側に変化を求める方向にシフトしました。アメリカ精神医学会は1987年に、WHO(世界保健機関)は1990年に、病気の診断基準から同性愛を削除しています。つまり、病気とは見なさなくなりました。

その背景には、1970年代以降に医療的な介入に効果がないことが明らかになったことや、1969年の「ストーンウォールの反乱」(NYのゲイバー「ストーンウォール・イン」に立ち入り捜査に入った警察に同性愛者が激しく抵抗した事件)をきっかけに起きた同性愛者の解放運動があります。

杉田議員の寄稿は、19世紀に起きた同性愛に対する認識の変化とは逆向きの変化を促しているると気付きます。杉田議員はＬＧＢ（レズビアン、ゲイ、バイセクシュアル）とＴ（トランスジェンダー）を分けて論じていますが、同性愛を治療が必要な病気だとも、規制や罰則が必要な罪だともみなしていません。性同一性障害を病気と見なして語り、社会の負担の下での治療を正当化しているのとは対照的です。

どちらかというと杉田議員は、同性愛のことを、国や社会が何らかの負担をして、サポートする必要のない、個人的な趣味嗜好の領域と考えているようです。これは、同性愛に関する様々な課題を、再び公的な問題から私的な問題へと移行させようとする身振りといえます。

まず、この記事が主張するこうした理解が、現状を正しく認識しているといえるのかどうかが、一つ目に考えるべきポイントのように見えます。

——杉田議員はＬＧＢの生きづらさは公的に対処すべき問題ではないと位置付けていますが、そうは思えません。

私の個人的な見解では、杉田議員のような理解は正しくないと考えます。なぜなら未だに同性愛は、例えば好きな食べ物が他の人と少し違っているといった一般的な趣味嗜好とは別次元

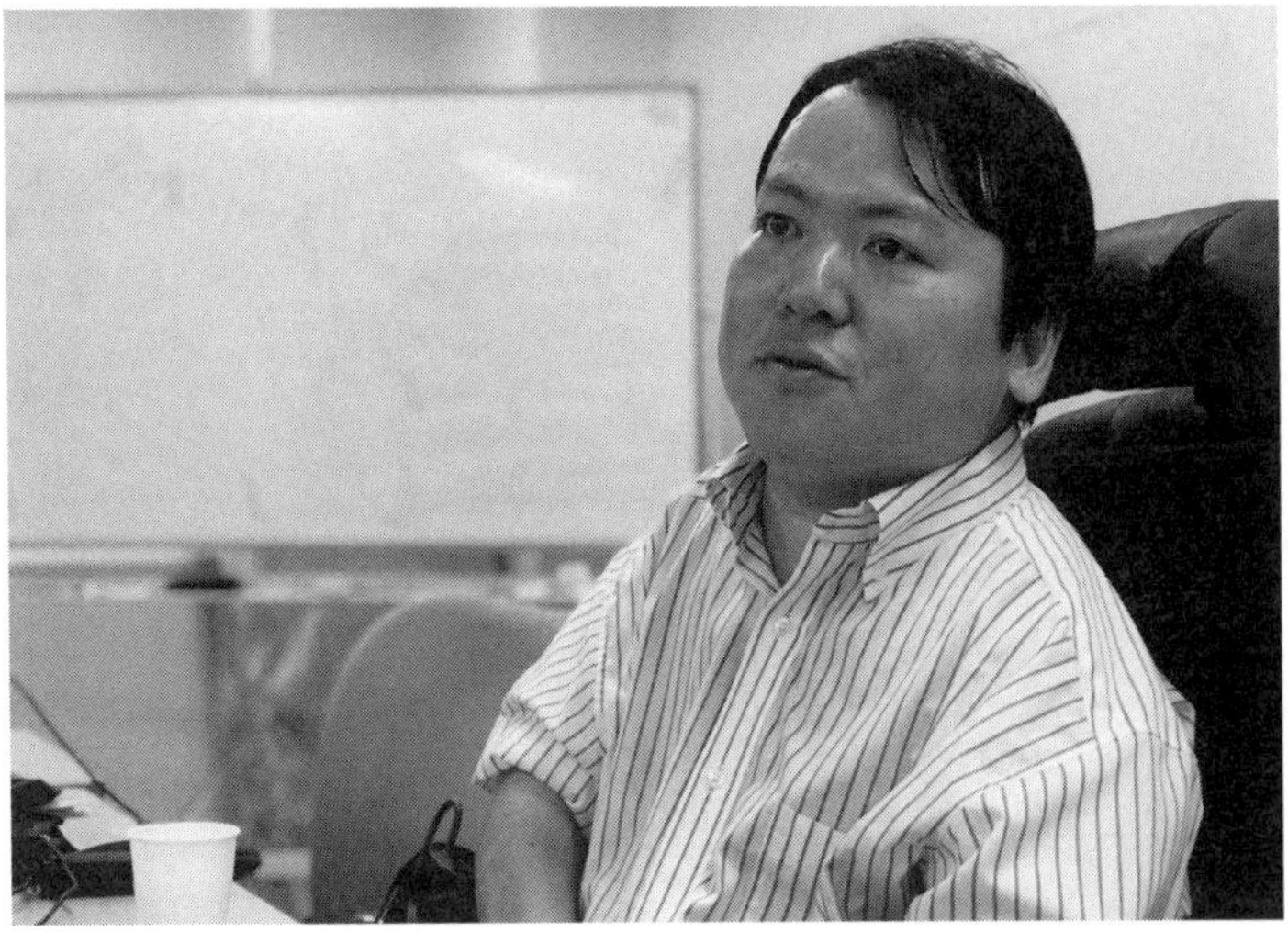

「政治家の職務をどのように理解しているのか心配です」と話す熊谷晋一郎さん

の、スティグマ（差別や偏見）にさらされているからです。

例えばNPO法人虹色ダイバーシティと国際基督教大学ジェンダー研究センターが2016年に行ったインターネット調査では、職場においてLGBの方々が多くの差別的言動に触れている実態が報告されています。

スティグマは、個人の趣味嗜好を超えたところにある、特定の属性を割り当てられた人の価値を貶めるような認識や態度、言動が蔓延する社会現象のことです。その差別的な認識や言動は、その人を社会的に孤立させ、困った時に周囲に助けを求めることを妨げます。場合によっては住居や仕事、学業などの機会を奪い、自尊心や自己効力感、心身の健康を損なうことにつながるものです。

心理学者のハッツェンビューラーらも[*1]、社会に蔓延するマイノリティに対するスティグマが、マイノリティとマジョリティの間の健康格差の主な原因の一つになっていると述べています。そして、そうした因果関係をもたらす心理学的、構造的な仕組みを分析しています。生活のあらゆる領域に対して広範で破壊的な影響を与えるスティグマは、健康の社会的決定要因の一つとして世界的に認識されています。

社会の偏見が損なう性的マイノリティの健康

――社会の偏見が性的マイノリティの心身の健康まで損なっているのは明らかに問題ですね。

キングらは、LGBの人々の精神障害、薬物依存、自殺企図（自殺したい気持ちになること）、自傷の有病率について、1966年1月から2005年4月の間に出版された1万3706本の論文を解析しました。[*2] その結果、LGBの人々は異性愛者に比べ、一生のうちに自殺を考える頻度が2・47倍、1年または一生のうちに抑うつや不安障害、薬物依存になる頻度が1・5倍以上であることが報告されています。

特に、レズビアン女性やバイセクシャルの女性は薬物依存のリスクが高く、年あたりの発生

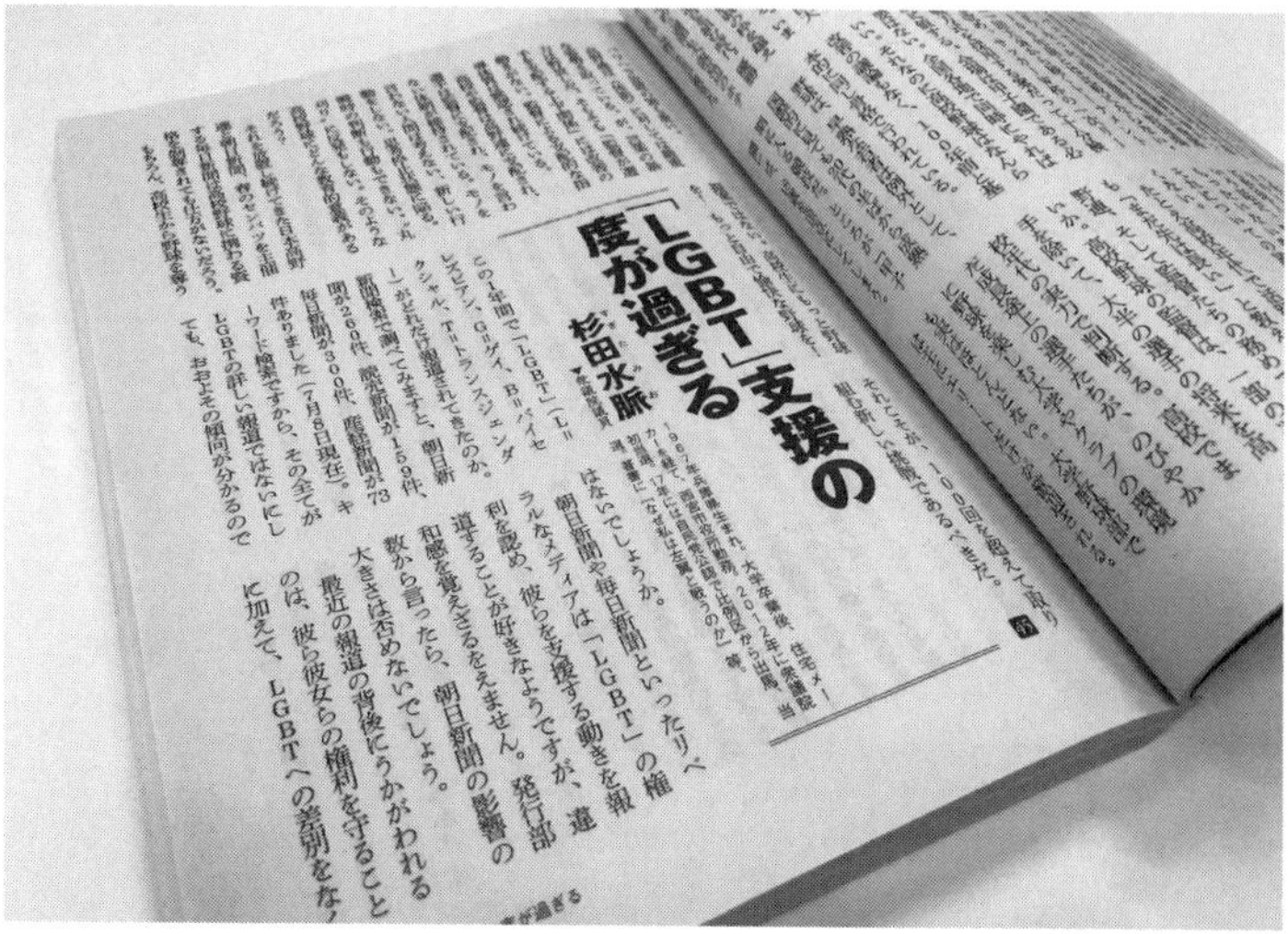

杉田議員は『新潮45』の寄稿の中で、「LGBTのカップルのために税金を使うことに賛同が得られるものでしょうか。彼ら彼女らは子どもを作らない、つまり『生産性』がないのです」と書いている

確率は、アルコール依存で4倍、薬物依存で3・5倍でした。ゲイ男性やバイセクシャルの男性では自殺を企てる生涯確率が4・28倍と高くなっていました。

こうしたLGBの人々の健康格差を説明するモデルの一つが、「マイノリティ・ストレス理論」です。個人の認識や価値観、態度などの私的要因のせいにすることができない、法律や政策といった国や社会の構造に埋め込まれたスティグマ（これを、構造的スティグマと呼びます）の影響を重視する理論です。

ペラールとトッドは、アメリカの150の選挙区を対象に、同性婚への賛否をめぐる住民投票における「反対票」の割合を構造的スティグマの度合いを測る指標とし、この割合と、それぞれの選挙区に住むＬＧＢの人々の人生満足度、精神的健康度、身体的健康度との関連を調べました。[*3] その結果、家計収入や就労状況といった要因の影響を取り除いても、反対票の割合が高い地域に住むＬＧＢの人々は人生満足度や健康度が低く、マイノリティ・ストレス理論の正しさを裏付ける結果となりました。

一方、当事者が、「自分は『社会的サポート』を受けている」と感じている度合いが高いほど、反対票が心身の健康に与える影響が和らげられる傾向にあることもわかりました。

――法律や政策によって特定の属性を持つ個人の健康度が左右されるなら、それは私的問題ではなく、明らかに社会問題ですね。

個人の責任を超えた構造的スティグマに対しては、国や社会全体が責任を引き受けて対処していかなくてはなりません。少なくとも国政にたずさわる政治家は、日本に住む人々の機会均等と心身の健康に目を配り続け、必要な対策を講じていく責任があると私は思います。よって、政治家はスティグマの問題には常に敏感であるべきです。ましてや、社会のスティグマを助長するような発言は、決してしてはならない。少なくともしないように努力し続けるべきだと思います。

この点に関しても杉田議員のこの寄稿は、政治家として失敗していると言わざるを得ないでしょう。

性的マイノリティの生きづらさ　親の態度の向こうにいる「真犯人」とは？

――他に何が杉田議員の寄稿の問題点として挙げられますか？

二つ目の問題は、ＬＧＢの生きづらさについては、国や行政が対処するのではなく、親が対処すべきだと言っていることです。親が、自分の子どもが持つマイノリティ属性に対して、差別的な態度や言動で接してしまうことがあるのは事実だと思います。障害の分野でもそれは珍しいことではありません。

生きづらさという観点でいえば、社会的な差別云々よりも、自分たちの親が理解してくれないことのほうがつらいと言います。親は自分たちの子どもが、自分たちと同じように結婚して、やがて子どもをもうけてくれると信じています。だから、子どもが同性愛者と分かると、すごいショックを受ける。

これは制度を変えることで、どうにかなるものではありません。ＬＧＢＴの両親が、彼ら彼女らの性的指向を受け入れてくれるかどうかこそが生きづらさに関わっています。そこさえクリアできれば、ＬＧＢＴの方々にとって、日本はかなり生きやすい社会ではないでしょうか。

（杉田水脈「『ＬＧＢＴ』支援の度が過ぎる」『新潮45』２０１８年8月号より）

例えば、日本の障害者運動の草分け的な存在である横塚晃一氏は、『母よ！殺すな』（生活書院）という本の中で、障害をもつ我が子を愛するがあまり、その将来を悲観して、殺害したり、心中したりする親のエゴを糾弾しました。

しかし横塚氏が優れていたのは、「真犯人は親ではない。地域社会によって、権力によって殺されたのだ」と喝破した点です。親は、社会の中に蔓延している障害者に対するスティグマを内面化し、養育責任という重荷を過剰に課せられる中で、そのスティグマを濃縮させせられてしまう存在なのです。

法律や制度はスティグマを増やすことも減らすこともある

――性的マイノリティの親も障害者の親と同じようなスティグマに晒されているのでしょうか。

LGBの分野でも、おそらく類似の現象は起きているでしょう。家族のスティグマの上流には、社会のスティグマがあります。私はLGBの専門家ではないのでデータは持っていませんが、障害児の親が障害に対する周囲の差別を感じている場合、障害児への虐待の引き金になることがよく知られています。[*4]

そのような洞察なしに、「差別してしまうあなたが悪い」と責任を親にまるごと転嫁させることは、苦しむ親子をさらに追い込んでいくことになるでしょう。これも、公的な問題を私的な問題にすり替えることで生じる問題といえます。

スティグマという社会の問題を、個人の趣味嗜好の問題に誤って帰属させることを「個人化」と呼ぶとすれば、それを家族の問題に切り詰めることはさしずめ「家族化」と呼べるかもしれません。

杉田議員はこの記事の中で、同性愛をめぐる様々な困難の、「個人化」と「家族化」を行っています。これは、LGBT当事者とその家族を孤立させ、社会に蔓延する構造的スティグマを放置する論理といえます。

――政治家の重要な仕事の一つは法律や制度を作り、時代に合わない法律や制度を見直していくことですが、その責任を放棄しているとも言えますね。

この記事の中で杉田議員は、制度を変えることでどうにかなるものではない、と述べています。しかし、すでに構造的スティグマについて触れたとおり、一般に法律や制度はスティグマを増やすこともあれば減らすこともあります。

例えば、「障害者差別解消法」は、まさにスティグマを減らすための法律ですし、旧「優生保護法」はグロテスクな社会のスティグマを法律という形で体現させたものでした。政治家は法制度とスティグマの密な相互依存関係を見逃してはいけないと、私は考えています。

アメリカでは、州の政策がLGBの人々に対して与える影響を調べるために、ゴンザレスとエランフェルドが1万4687人のLGBの成人と49万71人の成人異性愛者を対象に調査を行いました。[*5]

その結果、LGBへの包括的な支援政策を持つ州の非異性愛男性は、同じ州の異性愛男性と同程度の健康度でしたが、限られた政策しか持たない州の非異性愛男性や、すべての州の非異性愛女性は、同じ州の異性愛者よりも健康度が低いことがわかりました。これは、政策によってLGBの人々と異性愛者の健康格差を少なくすることができることを示唆するデータといえます。

変わり得るという誤った認識がスティグマにつながる

杉田議員の寄稿の三つ目の問題点としては、すでに述べましたが、LGB(レズビアン、ゲイ、バイセクシュアル)とT(トランスジェンダー)を分けて論じているところが目に留まりました。トランスジェンダーの生きづらさは認める一方で、LGBが抱える生きづらさは過小評価しているように見えます。

そもそもLGBTと一括りにすること自体がおかしいと思っています。T(トランスジェンダー)は「性同一性障害」という障害なので、これは分けて考えるべきです。自分の脳が認識している性と、自分の体が一致しないというのは、つらいでしょう。性転換手術にも保険が利くようにしたり、いかに医療行為として充実させていくのか、それは政治家としても考えていいことなのかもしれません。

一方、LGBは、性的嗜好の話です。(中略)女子校では、同級生や先輩といった女性が疑似恋愛の対象になります。ただ、それは一過性のもので、成長するにつれ、みんな男性と恋愛して、普通に結婚していきました。マスメディアが「多様性の時代だから、女性(男性)が女性(男性)を好きになっても当然」と報道することがいいことなのかどうか。普通に恋愛して結婚できる人まで、「これ(同性愛)でいいんだ」

と、不幸な人を増やすことにつながりかねません。

（杉田水脈「『LGBT』支援の度が過ぎる」『新潮45』2018年8月号より）

また、「一過性」や「不幸な人」という言葉の選び方も問題で、これらは同性愛に対するスティグマの観点からみると、差別を助長する可能性があるように思います。「これ（同性愛）でいいんだと、不幸な人を増やす」という文が、同性愛に対するスティグマを助長させることは、説明しなくても明らかでしょう。

一方で、LGBに対するスティグマが未だに根強く残っている現状にあって、LGBを一過性の疑似恋愛と地続きなものとして捉えることは、かえってスティグマを助長しうる可能性があるように思います。

――「同性愛は一時的な気の迷いで、成長すれば治る」といった意味の言葉ですね。

LGBに対するスティグマについての先行研究に関して、私は詳しくありません。しかしスティグマを説明する「帰属理論」によれば、本人の努力や心がけで変えることができると誤って信じられている属性は、スティグマを負いやすいということが言われています。「変えられるのに変えようとしないのは、本人の努力不足である」という偏見を、その属性が過度に負ってしまうことになるからです。

――性的指向は生まれもったものであって、本人の努力で変えられるものではないし、変える必要もありません。それを変えられるものであり変えるべきだとみなすことが、偏見や差別を強めるわけですね。

例えばウィーナーらの研究[*6]によると、身体障害という属性はその原因や現われ方が、本人のコントロールは不可能で、不可逆で経過も安定したものとみなされやすく、周囲の憐れみを引き起こすが怒りは引き起こさず、助けてあげようという気持ちにさせると分析されています。それに対し、精神障害に対しては、その原因が本人によってコントロール可能で、元に戻すことができ、経過は不安定と認識されやすく、周囲の憐れみを引き起こさない一方で怒りを引き起こし、助けようという気持ちにさせない傾向があるといいます。

一般の人々と、一部のマイノリティとの連続性を強調することは、少数派を自分と異質なものとみなす多数派の認識を正し、共感を通じてスティグマを減らす場合もあります。

しかし、そこで連続性として強調すべきは、大変さの程度が違うことは理解しているけれども、生きる上での「ままならなさ」は共通しており、共感的に理解できるという点です。

もしも同性愛を「克服すべきもの」とみなしたうえで連続性を強調すれば、発言者の意図とは無関係に、「克服すべきなのに、克服しようとしない、倫理的に劣った人」というスティグマを流布してしまうことになるでしょう。

スティグマを減らそうとしているマスメディアの取り組みを、「普通に恋愛して結婚できる人」までもが不幸な同性愛へと向かうことを助長している、として批判する論調も、差別的な効果を発揮していると言えそうです。

ひとまずここまでの話をまとめると、

1．現にある「同性愛に対するスティグマ」の過小評価
2．「個人化」と「家族化」
3．同性愛を不幸な状態とみなした上でのマジョリティとの連続性の強調

の三つが組み合わさって、杉田議員のこの寄稿は、強烈な差別的効果を発揮している、ということになるでしょう。

すでに述べてきたように、スティグマは機会や健康の格差を増大させ、命さえも奪うことがあるものです。スティグマを増大させかねない振る舞いは、人々の命や健康の維持という再生産過程を大きく阻害するものといえるでしょう。再生産を重視するならば、スティグマに敏感になってもらう必要があります。

杉田議員の言う「生産性」は「子どもを産むこと」を指す

——次に「生産性」という言葉について掘り下げて考えたいと思います。杉田議員の発信でもっとも批判が集まっている理由の一つが、「(LGBTは) 生産性がない」として、公的支援は必要がない存在だと勝手に選別したことです。「生産性がない」ということを価値判断の基準におく考えに、LGBTだけでなく、障害を持つ人たちも反発しました。生産性のあるなしで人の価値を測ることについてはどう考えますか?

すでに述べましたが、重要なのは、この記事で言うところの「生産性」というのは、子どもを産む能力に限定して使われているという点です。貨幣を介して市場で交換される財やサービスは、土地、資本、人(労働者)という三つの基礎的な「生産力」によって生産されます。この三つの生産力の規模を維持し続ける過程は、再生産と呼ばれることもあります。

三つの生産力のうち、人を再生産する過程は、

1. 子どもを産む
2. 命と健康を保つようケアをする

3．生産能力を発揮できるよう教育する

などに分けられますが、杉田議員が「生産性」という言葉で言い表わそうとしているのは、再生産のうち1のみといえるでしょう。「生産性がない人々に対して、国や社会は税金を使った支援（再分配）をしなくてよい」という考え方は、優生思想的なものと言えます。そして優生思想は、スティグマ（差別や偏見）現象の代表格です。

これに対する反論としては、「いや、LGBの人々にも生産性がある」というものと、「そもそも生産性と分配を結び付けるべきではない」という2通りが考えられます。前者は優生思想自体は温存させながら反論する立場で、後者は優生思想自体を批判する立場です。

杉田議員の記事がいうところの生産性が1の意味に限定されているとしたら、「LGBの人々に生殖能力が備わっていないというのは間違いで、生殖とセクシュアリティが切り離された性的指向を持っているだけだ」「1を様々な理由で選択できない、あるいはしない人々も、2や3の形で人の再生産過程に参加しうる」といった反論が、容易に思いつくところです。

優生思想そのものを批判すること

そうではなく、生産性に基づいて分配を決定する「優生思想」そのものに対する批判は、より根本的なものであり、賛否両論ある難しい論点でもあるでしょう。

1970~80年代の障害者運動を牽引した「青い芝の会」は、ずっと、「働かざる者、食うべからず」とでもいうべきこの優生思想を批判し、生産性の有無とは無関係に、すべての命が無条件に肯定される社会の実現を主張してきました。

これは、昨今の障害者支援の現場でもしばしば目にする「障害者でも、適切なサポートがあれば潜在能力を発揮し、生産者になれるのだから、必要な支援を提供せよ」というタイプの運動とは一線を画すものといえます。

もちろん、そのような運動にも機会の平等を目指す重要な意義がありますし、否定するものではありません。でもそれだけでは、優生思想そのものから距離を置くことはできないのも事実です。

「生産性とは無関係に、すべての命が無条件に肯定されるべきだ」とする「青い芝の会」の主張は、日本国憲法第25条に掲げられる国の生存権保障義務を踏まえれば当たり前の主張に過ぎないのですが、当時はラディカルな主張として受け止められました。

第25条　すべて国民は、健康で文化的な最低限度の生活を営む権利を有する。
2．国は、すべての生活部面について、社会福祉、社会保障及び公衆衛生の向上及び増進に努めなければならない。（日本国憲法）

今回、杉田議員の記事に対して、障害者運動の団体が異議申し立てをした背景も、「性的マイノリティへの対策は生産性につながらない↓生産性につながらないのであれば国が公的に対応すべきものではない」といったロジックへの反発があります。

一方、障害者運動における優生思想批判は、「優生学上の見地から不良な子孫の出生を防止する」という目的の下、「子どもを産む」権利を障害者たちから奪った旧優生保護法に対しても向けられてきました。本人の承諾なしに不妊手術を受けさせる根拠となった法律です。

本人の同意がない優生手術は、１９４９年から１９９４年の間に、統計に現れただけでも約１万６５００件も実施され、その68％は女性でした。ゆえに障害者運動の中では、「子どもを産む」ことへの自由を求める主張と、その自由を国家によって奪われた過去への謝罪と救済が要求されてきました。

そのような背景があるため、障害者の反優生思想運動の中には、「生産活動で人の価値を決めるな！」という主張と、子どもを産むという形での「再生産活動への参入の自由を！」という主張が、両方存在してきたといえます。

自ら再生産への参入を求めてきた障害者運動

――「生産性で人を判断するな」と主張してきた障害者運動が、同時に子どもを産む再生産の自由を社会に求めてきたわけですね。「結局、生産性に価値を見出しているじゃないか」という誤解も招きそうですね。

これは、障害者運動の側も、立ち止まって振り返るべき点であるように感じています。生産性の強調を批判する一方で、再生産を強く求める志向を持ってしまうことが、誰かを抑圧してしまっている可能性はないのか、という振り返りです。

例えば先日、『当事者研究と専門知』（金剛出版）という本を出版したのですが、その中で、私と同年代の障害者同士で集まり、「先輩障害者から受け継ぐべきもの、受け継ぐべきではないもの」というテーマで座談会を行いました。

その中で、私と同じ脳性まひという身体障害をもつ20代の女性が、旧優生保護法と戦ってきた先輩の女性障害者たちから、「あなたは産める時代なんだから産みなさいよ」と言われたというエピソードを紹介してくれました。彼女は、歴史的背景を踏まえればその言葉の意図はわかるものの、そんな時代でもないし、なんだか違和感を覚えたと話していました。

――若い世代、特に女性は子どもを産むように強制されると反発するわけですが、優生思想に抵抗する障害者運動を担った古い世代では、それが「平等に近づく」かのように主張されてきたわけですか。皮肉なことですね。

どこかでそういう面があったのでしょうね。『差別されてる自覚はあるか　横田弘と青い芝の会「行動綱領」』（現代書館）という、脳性まひを持ちながら障害者運動をした横田弘という人物と、彼が所属していた障害者団体「青い芝の会神奈川県連合会」の評伝では、「いのちの環」という表現を使っていました。

彼の思想に影響を受けた先輩方からは、「障害者の種を残すんだ」という思想を感じることはままありました。

自由には、「～への自由」と「～からの自由」があり、常にその両者を求めることが必要です。私たち障害者は、「産む自由」とともに、「産まなくていい自由」を主張していかなくてはなりません。目指すべきは選択の強制ではなく、選択肢の確保です。

その選択は、知らないうちに強制されたものではないか？

さらに言えば、選択肢の確保は、形式的なものではなく、実質的なものでなくてはなりません。

再び優生思想の例を取り上げましょう。優生思想は、産む場面と、死ぬ場面の二つにおいてあらわになります。

それは例えば、出生前診断や尊厳死が問題になる場面で、障害を持つ子を「産むか産まないか」の選択を迫られたり、自らが不治の病や障害に直面して「死ぬか死なないか」の選択を迫られたりするときです。

一見、選択肢が確保されていて良いことのように思いますが、選択は、スティグマや社会資源によって大きく影響を受けます。障害をもつ子どもの育児を支え、病や障害をもちながら豊かに生きることを実現する社会資源がない場合、あるいはそんな社会資源を知らない場合には、当然、中絶や尊厳死へと水路づけられるでしょう。

障害者へのスティグマもまた、同じような効果を及ぼすことは明らかです。

――条件や環境が違っていれば他の選択肢に進む道が拓けたかもしれないのに、それが整っていなければ選択肢があってもないに等しいという意味ですね。結局は、一つの

選択に誘導されてしまう。

形式的な選択肢の提示の問題点を、たとえを用いて説明しましょう。

あるファストフード店が、客の回転率を上げるために、客に気が付かれない程度に他店よりも硬い椅子を設置したとします。硬い椅子のせいで、短時間で店を出るよう強いられているにもかかわらず、客はそのことに気づかず、何ものにも強制されない自分の自由意志で店を出たと感じています。

この例において、店を出ることを、中絶や尊厳死を選択すること、店に居続けることを出産や生存を選択することになぞらえてみると、硬い椅子は、先に述べた障害者にとっての社会資源の不足や、スティグマに相当するといえるでしょう。

政治や運動の目指すところは、硬い椅子のまま座り続けることを強いたり、そんな店は早く出ろと命令したりすることではありません。また、椅子が硬いまま選択権のみ解禁すれば中絶や尊厳死は加速しますが、現代的な優生思想はそのようなスタイルで機能しています。政治や運動が目指すべきは、まず、椅子をもっと座り心地の良いように柔らかくすることなのだと思います。

少し脱線してしまいましたが、この寄稿の生産性という概念をめぐっては、ＬＧＢの人々に再生産という意味での生産性がないというのは、「命と健康を保つようケアをする」「生産能力を発揮できるよう教育する」という側面を切り捨ててしまっているという理由で端的に誤りです。そして、生産性と分配を関連付ける優生思想は、スティグマの極端な例なので、すでに述べた理由から正当化できないと、私は考えます。

なぜ人を生産性で判断すべきではないか

――根本的な質問をさせてください。そもそもなぜ生産性で人の価値を判断すべきではないと言えるのでしょう？　子どもを産む再生産以外の意味も含めて、会社員が会社からその成果で評価されるように、私たちの住む社会では人の価値を生産性で測ることが日常的に行われています。

大変難しい質問です。先ほども、障害者支援の現場で、障害者が持っている潜在的な生産能力を開花させるために、社会に対して合理的な配慮を求めること自体は否定できないと述べましたが、その背景には生産性に価値が宿るという前提があります。しかし、それだけでは優生思想というスティグマを追認することになってしまいます。

私もずっと、こうした問題を考えてきました。現時点での私個人の考えを述べることにしますが、是非、様々な立場からのコメントや批判をいただき、引き続き考えていきたいと思います。

優生思想は、人の価値を、その人が生産した財やサービスの価値で測ることができると主張します。つまり、人の生産者としての側面に注目しています。しかしそもそも財やサービスに価値が宿るのは、それが人によって必要とされるからではないでしょうか。

つまり、人の必要性こそが価値の源泉であって、生産性にも価値は宿るけれども、それは手段的かつ二次的な価値に過ぎないのではないかと私は思うのです。誰にも必要とされない財やサービスを生産したとして、その生産性に価値は宿るでしょうか？

生産性に価値が宿るのは条件付きですが、必要性には無条件に価値が宿っているとしか考えられないと個人的には思います。それが、生きていく上で様々な必要性をもつすべての人々に無条件に価値が宿ると私が考える理由です。

このように考えてくると、「生産性がない→その人に価値はない→その人の必要性（ニーズ）を満たす再分配は必要ない」という優生思想のロジックは、目的と手段が転倒してしまっているように感じます。

——しかし、世間では相模原事件に限らず、意識がなく、通常のコミュニケーションが取れず、生活の全てに世話が必要な障害者や高齢者、終末期にある患者を「生産性がない」として生きる価値がないと見なしている人は少なくありません。「生きているだけで価値がある」という思想をきれいごとと受け止める人もいます。

私は医者としての仕事もしてきましたが、命ある身体と向き合う時は、身体そのものが持っている、必要性を満たそうとする傾向を応援しようとします。例えば、血糖値を維持し、酸素を十分取り入れようとする傾向です。その傾向自体が、必要性としての価値の源泉で、その価値を守り抜くのが医者の仕事だと私は考えて診療に携わってきました。

もちろん先ほども述べたように、終末期や出生前診断など、優生思想が入り込みやすい現場が医療の中にもあります。本人の意思と、命の傾向との間に齟齬が生じることもあります。意思は、自分に固有の必要性を訴えかける身体の声や環境条件、過去の経緯などを踏まえず、社会に流布する通念や価値観などに容易に乗っ取られてしまうものです。

その結果、身体は明らかにある方向に進もうとしているけれども、本人の意思は別の方向を望むということが起こり得ます。そのときに、患者さんの中にも強い葛藤が生じ、患者さんの身体と、患者さんの意思と、そして私の三者で議論することが必要になります。この三者面談は、終末期などの特殊な場面で先鋭化しますが、日常診療においても常に行われているかもしれません。

この三者面談において、患者さんの意思と、私の二者は多弁で、患者さんの身体は口下手です。したがって医師としての専門性は、口下手な身体のメッセージを、メッセージの最大の受け手である患者さんの意識と、メッセージの解読のプロである医師との共同作業によって読み取り、体が目指している方向性を三者面談に反映させるところにあります。

しかし、患者さんの意思が、身体の声をあまり考慮せず、他者の目や、社会に流布する一般論や価値観を優先する傾向が強いケースもあります。その時は、三者面談が難航します。恐らくそういう状況は、「生きているだけで価値がある」という思想をきれいごとと受け止める人の状況と地続きなものでしょう。

自分を抑え込んで生きるナルシストと優生思想

――時には患者自身だけでなく、身体の声を読み解くプロである医師も、社会に流布する優生思想的な価値観を優先することがあるように見えます。それにしてもなぜ、身体が生きようとする声をあまり重視せず、他者の目や社会に流布する一般論や価値観を優先してしまうようなことが起きるのでしょうか?

非常に難しい問題ですが、ここ10年近く行ってきた、依存症自助グループとの当事者研究を通じて学んだことの中にヒントがあるような気がしています。例えば、依存症とナルシシズムを関連付けて論じた先行研究は、当事者研究の中で報告されている内容の一部をうまく説明できると感じてきました。

精神科医のローウェンは、著書『ナルシシズムという病い』（新曜社）の中で、自分の存在に対する他者からの承認を得たいがために、他者から称賛されるであろう自己イメージ（理想像を投影した仮面）に、過剰なのめり込みをしている人びとをナルシストと呼びました。

ローウェンによればナルシストは、仮面と現実の自分を区別することが難しく、身体を自分の意思の従属物とみなしており、「こうあるべき」という強靭な意志によって、みずからの身体的な感覚や感情さえもその仮面の下に抑えこむ傾向があるといいます。彼らは、等身大の自己を犠牲にしながら、仮面としての自分のイメージをより高めることへと向けられています。

これは、三者面談において患者さんの意思が、身体の声や環境条件、過去の経緯などを踏まえず、社会に流布する一般論や価値観に支配されてしまう状況と共通しているように思います。私は、ローウェンの言うナルシスト傾向と、優生思想にリアリティを感じる心持ちとの間に関係があるのではないかと感じているのです。

ナルシストは、はじめからナルシストであったわけではないでしょう。等身大の自分を否定する人間関係や社会環境の中で、「等身大の自分では生きてはいけないのだ」と学習してきた結果だろうと思います。

依存症の自助グループは、正直になって仮面を外した等身大の自己を語り、それを仲間に受け入れてもらうことを通じて、長いこと医療者もさじを投げてきた依存症からの回復という偉業を成し遂げてきました。

——性的マイノリティも日本社会の中でなかなかカミングアウトできず、仮面をつけて生きている人が多いと言われています。政治家が「性的マイノリティへの公的支援は必要ない」と公言してしまう社会の中で、等身大の自分を否定せざるを得ず、ナルシスト的に生きている人も多そうです。

ナルシストが置かれている状況は、実は依存症者や障害者や、性的少数派といった様々なマイノリティが置かれている状況と、「等身大の自分を否定され、否定してきた」という点で、近いところにあるともみなせるでしょう。でも両者にはわずかな違いもあります。

どんなに努力しても周囲の期待通りの仮面をかぶれないマイノリティは、ナルシストになる選択肢は残されておらず、等身大の自分を受け容れてアクティビスト（運動家）になるしかなかったのかもしれません。

私は、ナルシストとアクティビストが、ともに正直になり、「等身大の自分を否定する社会通念や価値観」に苦しめられてきた共通経験に気づき、それを変えていくべく連帯する可能性を夢見ています。

税金をどのように考えているのか？

――次に杉田議員がなぜ今、こういう寄稿をして一部の人に受け入れられているのか考えたいと思います。生産性のない人、人口を増やすのに貢献できない人は税金で支援することに賛同が得られないとする杉田議員のメッセージを、弱者の切り捨てのように受け止めた人が多い一方で、賛同した人も数多く見受けられました。税金の使い道を決める国会議員の言葉ですからなおさら重みがあります。

生産性がないから税金を使わなくてもいいというというロジックを読んだ時に、杉田議員は政治家として、税金をどのように捉えているのかとても気がかりになりました。そもそも税金を媒介にした富の再分配というのは、政治家の重要な仕事の一つだからです。

社会は、みんなが自分たちに必要な財やサービスを生産し、それをみんなに分配することで成り立っています。この分配の仕方には、市場を通じて生産した分に応じて分配する「貢献原則」と、国家が税を使って必要に応じて分配する「必要原則」があります。

うまく機能している市場があれば貢献原則に従った分配が実現します。しかしそれでは、必要性が満たされない人々と、必要性以上の分配にあずかる人々との間に格差が生じます。

国は税金を集め、それを必要性が満たされていない人へと再分配することによって、必要原則に立って貢献原則を補っていくという機能を果たしているわけです。必要原則に基づく再分配は、必要性が価値の源泉であるという私の主張や、憲法の定める生存権が、絵に描いた餅にならないための大切な国家の役割です。
「生産性のない人に税金は使えない」という論の運びだけを文脈から切り離して批判することはフェアではありません。しかし、杉田議員の寄稿の表現は慎重さに欠けているといわざるを得ないでしょう。なぜなら、国政を担う政治家が、「必要原則はゼロでいい」と表明しているように聞こえてしまうからです。

「自分の方が生産性が高い」と誇示し合う社会?

――多く生産し、国に貢献した者が富を独占する、という社会は、弱肉強食の殺伐とした社会になるように思えます。そんな社会の中では、ありのままの自分でいることが許されず、社会の価値観に基づき「より優れている自分」になることに力を注ぐナルシストが増えそうです。

必要原則と貢献原則のバランスは大事で、その舵取りをするのが政治の重要な仕事の一つですが、貢献原則100%の社会では、皆がナルシストにならざるを得なくなり、優生思想がはびこることが予想されます。

なぜなら、いかに自分に能力があり生産性があるかの証明をし続けなくては、分配にあずかれなくなるからです。すると、他人よりも自分の方が「生産性が高いぞ」と誇示しあう傾向が強まるのではないでしょうか。

杉田論文については、多くの批判がここに集まっているのですから、そういうつもりで言ったわけではないという説明を期待したいと思います。

マジョリティの当事者研究から見えるもの

——杉田議員の言葉に抗議の声が上がる一方、賛同の声も聞こえるのは、自分がいつ強者の立場から滑り落ちるかわからない不安の裏返しでもあるのでしょうか?


私がテーマにしている当事者研究では、最近、「障害」とか「LGBT」とか、「貧困」など、自分の生きづらさを説明するカテゴリー名をもたないけれど、なんだか言葉では言い表せない生きづらさを抱えている、マジョリティ自認のある当事者の取り組みが始まっています。

お尋ねの問題を考える上では、マイノリティの当事者研究ではなく、始まったばかりの彼らマジョリティの当事者研究を参照し、考えて続けていく必要がありそうです。

――マジョリティと自己認識がある人も当事者研究をする必要があるというのは、新鮮な問題意識ですね。

「当事者運動」が自他にとって比較的わかりやすいカテゴリー名をもつ人々によって担われてきたのに対し、「当事者研究」は、今まで表す言葉が存在してこなかった苦労に、言葉を見つけ出したり作り出したりする実践です。マジョリティの当事者研究が生まれるのは必然でした。評論家の杉田俊介さんも、そうした取り組みをされているお一人です。彼は、障害者運動やフェミニズムの主張に対して、シスヘテロ（自身の性別に違和感がない異性愛者）のマジョリティ男性という立場から真摯に向き合い、慎重に言葉を紡いでこられた方です。

以前、杉田さんと対談をさせて頂いたときに、障害がなくヘテロの多数派男性は、マイノリティとは逆に、「制度的にも法的にも、あるいは社会のデザイン的にも、あまりにも優遇されてきたがゆえに、それを問い直す必要性そのものがなかった。だから、ものすごく言葉が貧しい」とおっしゃっていました。

杉田さんはとても正直な方で、ご自身の規範意識や理性は、基本的にはリベラルやＰＣ（ポリティカル・コレクトネス、政治的・社会的に公正・中立で差別的ではない立場）的なものが正しいと思っていると述べたうえで、しかし、「身体や無意識のレベルではそれについていけず、身がもちませんでした」とも述べておられる。これは、優生思想は言わずもがなですが、リベラルもまたナルシシズムに陥り得るという、重要な指摘だと感じました。

さらに杉田さんは、知人と「自分の体の声を聞くのは怖いよね」という話をされたそうです。自分の言葉を自分で内省していくぶんには、自意識の問題だからいくらでも言い訳が効くけれど、自分の体の声を聞くのはすごく難しくて怖い、と。

見えやすい困難vs見えにくい困難

——普段、ＬＧＢＴや障害がある人を応援している人でも、自分の子どもがＬＧＢＴであることを打ち明けたり、障害があることがわかったりするとなかなか受け入れられないことに悩むという話はよく聞きます。自分の理性が否定するような自分の姿とは誰でも向き合いたくないですよね。

リベラルに乗っかれるなら、それに越したことはない。ただ、そこに行ききれない人たちはわりと多数派の中にいて、そういう人たちが正論で批判され続けた時に、排外的なもののほうに急速に取り込まれていくという風景、これが、マジョリティが置かれている現状についての杉田俊介さんの当事者研究的な見立てです。

そして、その背景には「自分は虐げられ傷ついている」「自分は痛みを感じている」「自分は幸福ではない」といった、マジョリティ側の、ある種の言語化しにくい被害者意識があるともおっしゃっていました。しかしマジョリティであるがゆえにそれを表面化することはできず、それを言葉にしてしまうと差別になるという自縄自縛の中で、だんだん自分が衰弱していく感じがあるそうです。

これは、診断がついていない難病者や、精神障害・発達障害など、周囲からも自分からも「見えにくい病気や障害」を持つ人々の当事者研究と、とてもよく似た構造を持っています。困難は、表に見えていたり、あるいはそれを記述する言葉がすでに十分世間で流布されていたりすれば、『見えやすい困難』になります。そして堂々と、「自分は困っている」と表現でき、ニーズも主張しやすくなります。

しかし、私たちが日々使っている日常言語は、一部の困難しか表現・共有できません。ゆえに、日常言語で言い表すことのできない見えにくい困難を持つ人々は、困っていることやニーズを表せる言葉が世間に流通していないものですから、「自分の努力不足なのだろうか」という罪悪感をもちやすくなります。

あるいは、相手に伝わる言葉がないものだから、医学が「症状」「逸脱行動」とレッテル貼りをしてしまったり、暴力的で露悪的な言動で表現したりするほかなくなりがちです。その結果、自分の困難は伝わらず、ニーズは満たされないままになります。こうして、人知れず見えにくい困難を抱えて「困っている人」は、「困った人」とみなされていくのです。するど、彼らの中に罪悪感や被害感情が膨れ上がっていきます。加えて、堂々と言語化できる見えやすい困難をもつ他のマイノリティに対して、複雑な気持ちを抱え込むことにもなりがちです。

すなわち、ここに存在しているのは、「リベラルvs反リベラル」だとか、「マイノリティvsマジョリティ」という対立構造というよりも、「見えやすい困難vs見えにくい困難」という対立軸なのではないのか、というのが私の整理になります。

これは、当事者研究でいうところの、「言語のバリアフリー化」というトピックにつながる問題といえるでしょう。建物や公共交通機関、道具などが、マイノリティにとって使い勝手の悪いデザインになっているのと同様、言語という公共財もまた、一部の人々が自分の経験やニーズを表現するには不便なデザインになってしまっているというわけです。

必要なのは困難を表す言語のバリアフリー化

――マイノリティへの不満や対立を深める一因ともなっている、「見えにくい困難」への解決策としては、どのようなことが考えられるのでしょうか?

当事者研究の狙いの一つは、類似した困難やニーズを持つ仲間と協力して、見えにくい困難を表す言葉を生み出し、広めることで可視化する、いわば言語のバリアフリー化とでもいうべきものです。

杉田俊介さんから教えて頂いたのは、今や見えにくい障害や病気を持つ人々だけではなく、マジョリティも見えにくい困難を抱え込んでおり、罪悪感や被害者意識、見えやすいマイノリティ性への複雑な感情を募らせているのかもしれないということでした。

これ自体、検証が必要な仮説ではありますが、もしもこの仮説が正しいのなら、これから行わなくてはならない作業は、彼らマジョリティが、自分たちの困難を正直に見つめ、言葉にしていくことなのだと思います。

当事者研究の観点からいうと、その作業は私が行うものではなく、マジョリティ自認のある、困っている人々が行うものです。ですから、杉田議員の発言を支持する理由となっているマジョリティ側の困難があるのかどうか、あるとしたらそれが「自分がいつ強者の立場から滑り落ちるかわからない不安」なのかどうかといった問いは、私が答えるべきものではないのでしょう。

ですが、同時に当事者研究では、他の当事者の当事者研究からヒントをもらうことも多いのも事実です。とくに、一生懸命努力すれば、なんとかマジョリティと同じようにふるまうことができるような、可視性の低い障害や病気をもつ人々の当事者研究は、マジョリティの当事者研究を進めていく上である程度参考になるかもしれません。

「不要とされる不安」が推し進める悪循環

——自分の弱さや困難を正直に言葉にしていくのはなかなか難しいことですね。

依存症やナルシシズムの当事者研究も、その一例といえるでしょうが、私自身も、身体障害という見えやすい障害だけでなく、慢性の痛みという見えにくい障害をあわせもっています。こうした、困難が表に見えにくく、ゆえに過剰適応の努力を強いられやすい人々の当事者研究では、自分たちの困難を「不要とされる不安」という言葉で表すことがあります。

他人や社会から「面倒くさいやつ」とか「用なし」と見なされ、見捨てられてしまうのではないかという不安が原因で、「隠せる弱みなら隠しておこう」と判断し、身体に鞭を打ち続けてしまうという苦労を表したものです。

自らの身体に鞭を打ち続けているナルシストからは、身体の声を羅針盤に他者や社会のありようを変化させようとするアクティビストの姿は、苛立ちの感情を引き起こすものとなります。どこかで、「こっちはこんなに頑張っているのに、あいつらは甘えている」と見えてしまうでしょう。その感情の延長線上に、必要性よりも生産性を優先する優生思想があります。

――今回の問題でも、杉田議員の寄稿を批判する人に対し、激しい差別的な言葉で罵る言葉がSNS上などで散見されます。あの寄稿をきっかけに、マジョリティが抑え込んできた不満や不遇感が爆発しているようにも見えます。

優生思想的な、「生産性がない人に税金をつかって再分配する必要はない」という考え方が広がれば広がるほど、「あなたは用無しよ」と言われたら、分配にあずかれなくなるという「不要とされる不安」をすべての人々が強めることになるでしょう。こうして、「優生思想→不要とされる不安→ナルシシズム→優生思想の強化……」という悪循環が成立します。

不要とされる不安は辛いですから、もしもそれがマジョリティをも巻き込み始めているとしたら、みんなの中にどこかで、怒りや不満、被害者意識が広がっていることになるでしょう。被害者意識は加害者を要求するものですが、人はそこで、「誰が加害者なのか」の解釈を間違えることがあります。

例えば、本当は暴力を振るうパートナーが加害者なのに、パートナーをイライラさせる子どもが悪いと見誤って、子どもを加害者のように扱ってしまうという、辛い現実に直面することがあります。

青い芝の会の横塚が真の加害者を正確に射抜いたように、本当の加害者は私たち全員を「不要とされる不安」に陥れている、過剰な貢献原則と、優生思想というスティグマなのだ、という認識を共有することが重要なのではないでしょうか。それが、先に述べた、ナルシストとアクティビストの連帯が目指すところでしょう。

スティグマを付与する社会が生むマイノリティの対立

──今回の杉田議員の言葉に対して、ＬＧＢＴの当事者からも「特別な配慮は必要ない」と、抗議すること自体に抵抗感を示している人もいます。これについてはどのようにご覧になりましたか？

特別な配慮が必要ない当事者もいれば、必要な当事者もいるでしょう。そこには、何の謎も問題もありません。問題があるとすれば、配慮を必要としない当事者が、配慮を必要とする当事者の抗議や異議申し立てに抵抗感を感じるメカニズムだろうと思います。

この抵抗感は、配慮を必要とする当事者としない当事者が、どちらも「ＬＧＢＴ」というカテゴリー名を共有しているために、周囲から同一視され、集団としてスティグマ（差別や偏見）を貼られかねない状況を背景にして生じていると考えられます。

これは、相対的にはマジョリティに生じにくい現象かもしれません。マジョリティのうちの一人の言動が周囲に不快感を与えたときに、「まったく、これだからマジョリティは」と、マジョリティ一般にスティグマが付与されるということは、マイノリティが多数派を占めるローカルコミュニティを除き、あまり起きないでしょう。

マイノリティは、自分と同じカテゴリー名を持つ他者の振る舞いが、スティグマを媒介にして自分にも影響を与える、という潜在的なリスクを常に持って生きています。そのことが、マイノリティ同士の緊張関係をもたらすことも、珍しくはありません。

注意しなくてはならないのは、このマイノリティ間の緊張関係の原因は、マイノリティの側にのみ責任があるわけではないということです。最初に詳しく述べた、マイノリティ属性にステレオタイプや偏見といったスティグマを容易に付与してしまう、マジョリティを含めた社会全体に責任がある問題なのです。

スティグマに抵抗するために

——マイノリティにスティグマを与えてしまう社会は、マジョリティも含めた全ての人に不安や対立のストレスをもたらすことがよくわかりました。我々は、これをどう変えていくべきでしょうか？

それは本当にチャレンジですね。私も含めて、世界中の人々が、どのようにしたらスティグマを減らすことができるのかについて、研究や実践を行っています。まだまだわからないことが多く、試行錯誤の段階にありますが、いくつかのことは見えてきました。

例えば、コリガンやマルチネス・ヒダルゴら[*7]は、精神障害や薬物依存症に対するスティグマ低減効果を検討した結果、最も有効な介入法のひとつは、「異議申し立て」や「教育」ではなく、当事者が正直かつ等身大の経験や思いを語る「contact-based learning（交流に基づく学習）」だと述べています。

スティグマ拡散に大きく寄与するのは、政治家や著名人だけでなく、医療者、教育者、科学者、メディアなど、特定の属性に関するイメージや知識、価値観を発信したときの影響力が大きい人々です。まずは彼らと当事者が一緒に、contact-based learning を行うことが重要な第一歩でしょう。

例えば先進的な取り組みとして、すでに、「依存症問題の正しい報道を求めるネットワーク[*8]」は、メディアに対して薬物依存症へのスティグマを増強させるような報道しないよう、当事者視点に立った薬物報道ガイドラインを作成しています。

語りよりも聴くことを優先する姿勢

――今回の騒動でマイノリティのスティグマを強化させるようなことがあってはならない

と思います。私たちはこれをどのように糧に変えていけるでしょうか?

私の尊敬する当事者研究の先輩の一人は、「聴くことを怠った語りではダメだよね」と言っていました。口下手な身体の声に耳をそばだたせて、等身大の自分を正直に語ること。そして、自分とは一見異なる他者の声に耳をそばだたせて、自分と同じ部分と違う部分を発見すること。自分の身体や他者の声を聴く姿勢は、マイノリティとマジョリティ、リベラルと反リベラル、見えやすい困難と見えにくい困難、すべての垣根を越えて、今もっとも必要なものかもしれません。そしてそれは、スティグマを低減させるための『交流に基づく学習』の骨子といえるでしょう。

さらに言えば、語りよりも聴くことを優先する、言い換えれば、アウトプットよりもインプットを優先する姿勢は、生産性、いわば身体のアウトプットよりも必要性、つまり身体の声のインプットを優先する姿勢とつながっているように、私には感じられます。

それらの先に、過度な貢献原則と優生思想にNOと言える社会への合意形成が成し遂げられることを祈りながら、少しずつ、できることを行っていければと思います。

(2018年9月26、27日、10月2、3日公開記事を改稿)

参考文献

＊1 Hatzenbuehler, M.L., Phelan, J.C., and Link, B.G. (2013). Stigma as a fundamental cause of population health inequalities. American Journal of Public Health, 103, 813–821.

＊2 King, M., Semlyen, J., Tai, S.S., Killaspy, H., Osborn, D., Popelyuk, D., and Nazareth, I. (2008). A systematic review of mental disorder, suicide, and deliberate self harm in lesbian, gay and bisexual people. BMC Psychiatry, 8, 70.

＊3 Perales, F., and Todd, A. (2018). Structural stigma and the health and wellbeing of Australian LGB populations: Exploiting geographic variation in the results of the 2017 same-sex marriage plebiscite. Soc Sci Med. 208, 190-199.

＊4 Kaufman, K.L., Johnson, C.F., Cohn, D. & McCleery, J. (1992). Child maltreatment prevention in the health care and social service system. in D.J. Willis, E. W. Holden & M. Rosenberg (eds), Prevention of Child Maltreatment: Developmental and Ecological Perspectives. John Wiley & Sons: New York, pp.1-16.

＊5 Gonzales, G., and Ehrenfeld, J.M. (2018). The Association between State Policy Environments and Self-Rated Health Disparities for Sexual Minorities in the United States. International Journal of Environmental Research and Public Healt, 15, pii: E1136.

＊6 Weiner, B., Perry, R.P., and Magnusson, J. (1988). An attributional analysis of reactions to stigmas. Journal of personality and social psychology, 55, 738-748.

＊7 Corrigan et al. (2001). Three strategies for changing attributions about severe mental illness. Schizophrenia Bulletin. 27, 187-195.
Martínez-Hidalgo et al. (2017). Social contact as a strategy for self-stigma reduction in young adults and adolescents with mental health problems. Psychiatry Res. 260, 443-450.

＊8 http://izon-hodo.net/

Ⅱ部

死にまつわる話

4 安楽死について考える

——幡野広志さんとの鎮静・安楽死をめぐる対話

写真家の幡野広志さんは、飄々とした不思議な魅力を持つ人だ。

「僕、ガンになりました。」

そんな言葉で始まるブログ記事を公開して以来、若くして治りにくい「多発性骨髄腫」という血液がんになった立場から、死を見つめながら心地よく生きるための発信を続ける。しかし、悲壮感はまったく感じられない。全国を旅して、会いたい人に会い、好きなものを撮り、そこで考えたことや一人息子の優くんや妻への想いを文章で綴る。本や写真集も次々に出版され、著名人との交流も増えている。

そんな幡野さんが、安楽死制度を日本でも作りたいと呼びかけているのを見て、私は危うさを感じていた。進行すると骨を破壊し、強い痛みを伴う血液がんを抱える幡野さんが「苦しんで死にたくない」という気持ちは本物だろう。だが、幡野さんの影響力の強さで、「安楽死」

幡野広志　はたの・ひろし

写真家。元狩猟家。1983年、東京生まれ。2010年、「海上遺跡」で「Nikon Juna21」受賞。2011年、エプソンフォトグランプリ入賞。2017年多発性骨髄腫を発病し、現在に至る。著書に『写真集』（ほぼ日）、『ぼくたちが選べなかったことを、選びなおすために。』（ポプラ社）、『なんで僕に聞くんだろう。』『他人の悩みはひとごと、自分の悩みはおおごと。』（共に幻冬舎）、『ラブレター　写真家が妻と息子へ贈った48通の手紙』（ネコノス）など。

と「尊厳死」の区別もつかない人たちが深く考えることなく安楽死制度の導入に賛同し、それに不安を抱く人にはあまり目を向けようともしないことが気になっていた。

安楽死は、耐え難い苦痛がある患者に対し、死を早める目的で医師が致死量の薬を投与したり、患者が致死量の薬を体に入れて死ぬのを医師が助けたりする方法だ。一方、尊厳死は過剰な延命治療を行わず、苦痛を緩和するだけで自然に死に至るのを待つあり方を指す。

意見は違っても、言葉に嘘がない幡野さんを私は信頼している。率直に疑問をぶつける形で、安楽死制度の導入について議論する取材を重ねてきた。

34歳で突きつけられた死

幡野さんが体に異変を感じたのは2017年夏の終わり頃だ。全身がだるく背骨や腰に強い痛みを感じるようになり、ぎっくり腰なのだろうと思っていた。

痛みに耐えきれなくなったその年の11月、ようやく総合病院でMRIを撮り、「背骨に腫瘍があります」と告げられた。医師は「背骨に転移しているということは相当、末期状態です。場合によっては3ヵ月から半年ぐらいですよ」と一人で結果を聞いた幡野さんに突きつけた。

幡野さんは当時1歳半になったばかりの一人息子、優君や妻のことを思い、一晩泣いた。

「ショックはショックだったのです。けれども普通、余命は3ヵ月から半年ぐらいと言われたら短いと思うはずでしょう？　僕は、その時、長いと思ったのです」

なぜなのか。

「この痛みを3ヵ月も耐えられない、一日一日が辛くて耐えられないと思いました。それなら今死んでも変わらない。早急に死ぬ準備をして、自殺しようと考えました。11月はちょうど狩猟のシーズンで、散弾銃を持っているので、死亡したら3000万円程度下りる保険も入っている。事故を装って自殺しようと思いました。なるべく早く」

それを思いとどまらせたのは緩和ケアの力だ。

「妻や母も『治しましょう』というばかりで、つらすぎてこの痛みから解放されたいという思いを聴いてくれないし、わかってくれない。孤独でした。この孤独感と痛みから解放されたいと繰り返し訴えたら、緩和ケアを受診させてくれたのです」

緩和ケアの診療は、それまでの医療とは全く違った。緩和ケア医や看護師は、とにかくじっくりと幡野さんの話を聞いてくれた。

「僕だけでなく妻の話も聞いてくれたのですが、話を聞いて理解してくれることで非常に助かりました。薬を強くしてくれて、痛みのコントロールもできました。だけど何より、心の苦しさや愚痴を聞いてくれる人がいるということが、死にたいという思いから僕を引き戻してくれたのだと思います」

血液がんの一種である多発性骨髄腫と確定診断を受けたのは2018年1月のことだ。骨髄の中にある形質細胞ががん化する病気で、骨折しやすくなったり、細菌やウイルスから体を守る抗体が作りにくくなるので感染しやすくなったりする。主治医から「治療をすれば余命は平均3年ぐらいですが、5年はいけると思いますよ」と言われ、覚悟を決めた。

胸にあった腫瘍が下半身を圧迫して背中や足に痛みをもたらしていたが、1ヵ月入院して放射線治療をし、症状は劇的に改善した。

多発性骨髄腫は、体の状態にもよるが、幡野さんのように若くて体力のある人であれば、まず抗がん剤治療を行ってがん細胞を減らす。その後、もし条件が合えば、自身の造血幹細胞（血液を作る元となる細胞）を採取し、大量の抗がん剤で徹底的にがん細胞を叩いた後に移植する「自家移植」で少しでも長く生きられるようにするのが現時点で最善とされる「標準治療」だ。新たな治療薬も出始めているが、副作用があるし、効果があまり現れない可能性もある。

病気になってからこれまで、家族を同じ多発性骨髄腫で亡くした3人の遺族と話してきた。今では治療法も進歩し、患者の症状も改善されてきているが、3人が当時亡くなった時のことを聞いて絶句した。

「壮絶です。みなさん共通して言うのは、最後はベッドに横になっているだけで骨折するということです。吐くのも、胃液だけでなく、その奥から胆汁を吐き、苦しみ悶えて亡くなっている。それを聞いて僕もショックだったし、ご家族ものすごく大きなトラウマと後悔を抱えています。『苦しめてしまった。助けてあげられなかった』という思いです」

最終的にそんなに苦しむのなら今すぐに死にたいと思い、幡野さんは「安楽死」の実現を願った。そうツイッターで問いかけた時、緩和ケア医、西智弘さんらからのコメントで知ったのが「鎮静」だった。苦しさに耐えきれなくなった段階で医師から適量の鎮静薬を投与され、最期まで眠ったまま過ごせるようにする方法だ。深く持続的な鎮静は本人の意識を奪い、周りの人との会話もできなくなるため、始めたとたんに社会的な死をもたらすとも言われている。

安楽死に似ているが、安楽死が死を早める目的で行われるのに対し、鎮静は、苦痛を緩和して最期まで楽に生きることを目的として行われる。死に至るまでの時間も長い。

「鎮静というものがあることを知って、本当にホッとしました。西先生に安楽死や鎮静死のことを聞きに会いに行き、緩和ケアをいかにうまく受けられるかが大切だなと思いました。僕が今、冷静さを保てているのも緩和ケアのおかげです」

「でも現実問題、他の患者に聞くと、緩和ケアはほとんど機能していない。鎮静についても、安楽死に比べて一般に知られていません。医療従事者も鎮静死をよしとしない人が多いため受けられるかどうかわからないですし、緩和ケアや鎮静死が広まっていないために苦しんで死に、家族にトラウマや後悔が残っている。一体誰のための医療なのだと思います」

幡野さん自身は鎮静によって苦しまないことを望んでいるが、その先に安楽死があっていいとも思っている。

「安楽死が日本でできるならば、僕は確実に安楽死を選びます。今の治療は治すことを前提に考えていますが、治せない患者が何を求めているかを現実に見ると、自殺する人もいる。何十年も生きた人生の終わりが自殺で、家族のその後の人生にとんでもない重荷を背負わせることになる。その現実を見たら、安楽死は必要ではないかと思うのです」

「もちろん障害を持つ方や精神疾患を持っている人への優生思想につながる危険性はありますから、慎重すぎるほど慎重に議論にしなければいけない。しかし、いつでも死ねますよという状況に置かれると、それはそれで死にたいほど苦しい人の救いになると思う。いつでも死ねる安心を得て、生きることにつながるかもしれません」

安楽死の議論に、がん患者の立場から石を投じたいと思っている。

安楽死について考える

その後、36歳になった幡野さんの方から、1年ぶりに「安楽死についてインタビューしませんか？」と依頼されて実現したのが、次のインタビューだ。この頃、幡野さんは社会に対する安楽死についての発信を強めていた。

当初予定していたインタビューの日は、2018年の12月26日だった。ところがその3日前、ツイッターのメッセージで、幡野さんからこんな連絡が入った。

じつはちょっと体調を崩しています。

ちょっとというレベルではなくけっこうやばくて、肺炎になっています。

医師の話によると助かる可能性が半分、死ぬ可能性も半分だそうで、入院しています。

26日は難しい状況にあります。


当然、インタビューは延期した。私は改めて、幡野さんが生と死の境目にいるような日常を生きているのだと実感した。

年が明けて幡野さんは回復し、2019年1月中旬の退院間もない日、私も幡野さんもマスク姿で再会した。

昼から始まったインタビューは5時間近くにわたり、いつの間にかあたりは暗くなっていた。幡野さんに「照明はつけないで」と言われ、薄暗がりの中、1対1で真正面から語り合った。


——心配しました。

危なかったですね。肺炎で死ぬ理由がわかりましたよ。これは死んでもおかしくないなと思いました。

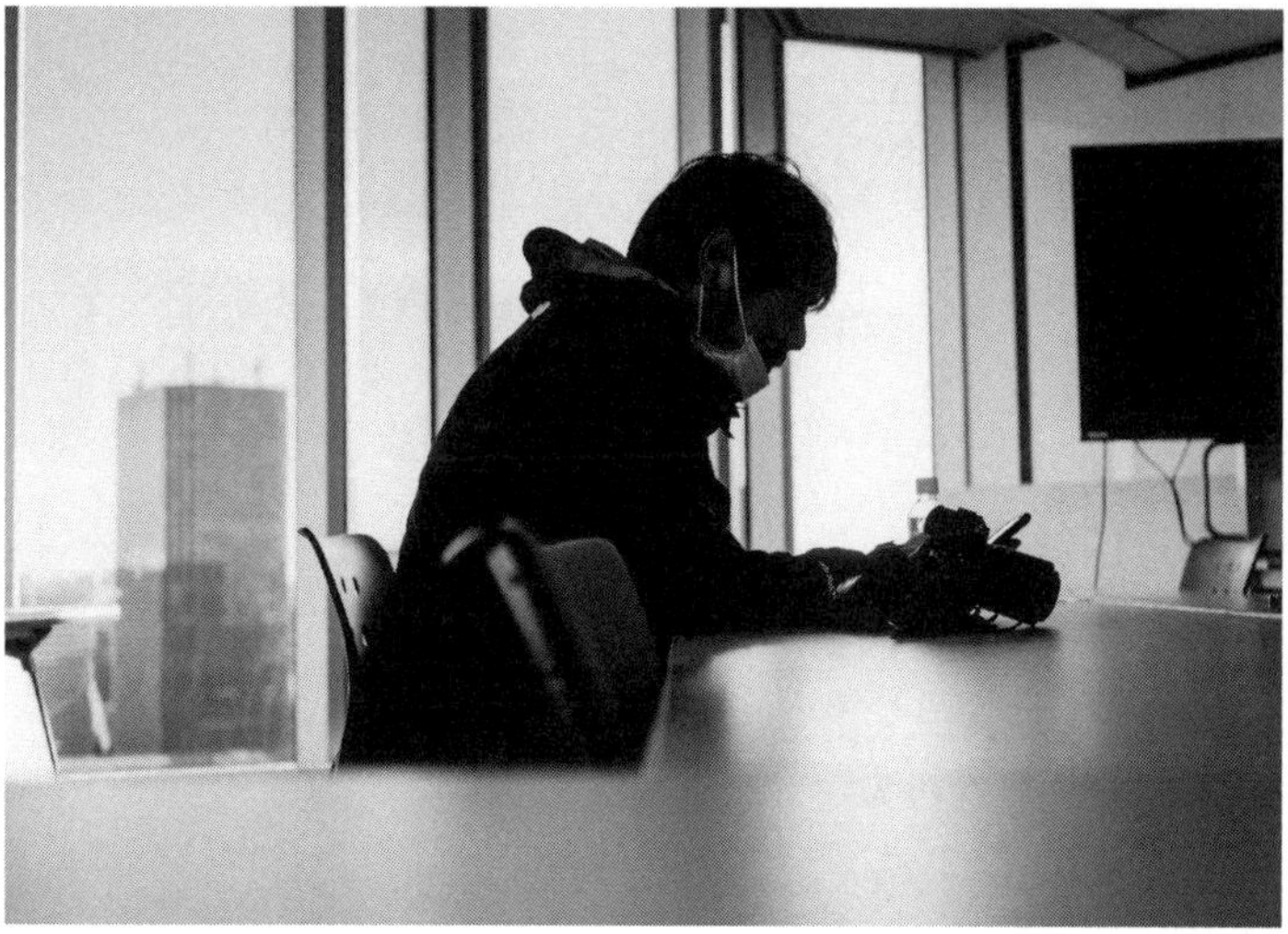
インタビュー直前に肺炎で死に直面した幡野広志さん（幡野広志さん提供）

――どんな状況だったのですか？

40度ぐらいの高熱と、ひどい咳と痰の症状なのですが、これまで肺炎になったことがなかったので最初は気づかなかったのです。

――奥さんが気づいたそうですね。

いつも風邪をひくと38度とか39度とか高熱が出て、だいたい1日で治るんですよ。今回、2日間も40度の熱が続いて、妻が「ちょっとおかしいね」と言い出した。

土曜日の夜だったのですが、救急外来に妻が車で連れていってくれた。それでも最初は行かなくてもいいかなと思っていたのです。そういう受診が医療者の負担になるのかなと思って。

――そんなこと言っている場合じゃないでしょう。

風邪ぐらいで救急外来に行くのは負担ではないかと思います。「週明けにクリニックでいいんじゃない？」と僕は思っていたのですが、その日の夜に行ってなかったら、もしかしたらそのまま夜に死んでいたかもしれない。それはちょっと感じましたね。

息ができない　「死んじゃうんだろうな」

――そんなに苦しかったのですね。

息ができないのです。僕の場合は肺の片方に膿が溜まって、呼吸がとにかく苦しい。だけど、咳だけは一方的にでてくる。首を締められている感覚になって、涙も出てくるし、おしっこも漏れそうになる。窒息するような感じで、このまま死んじゃうんだろうなと感じました。

――最初にがんの診断を受けた時の腰の痛みは死にたいほど強烈だったと話されていまし

た。今回の苦しさはまた違ったのですか？

がんとはまた種類が違う苦しさです。がんの苦しさってわりと中長期的です。1日や2日で死ぬわけじゃない。

肺炎の苦しさは超短期的な苦しさなので苦しさの質が違います。今死んじゃいそうだと思いました。これはきつかった。

がんの時は中長期的な苦しみだったから「もう死にたい」と思いましたけれども、短期的な苦しみは、「今、死にたくない」とすごく思う。ある程度、死は覚悟していましたが、今じゃなくても、とは思いましたね。

——これまで死について考え抜いてきたと思いますが、差し迫った経験をされて考えが変わりましたか？

改めて苦しんで死にたくないなと思いました。死ぬのはしょうがないけど、こんなに涙を流して、咳でむせながら、おしっこを漏らしそうになって死にたくない。

仮にもし肺炎で死ぬのだとしても、回復が見込めなくて助からないのだったら、延命治療は勘弁してほしいなと思いました。

救急で聞かれた延命措置の希望

――家族にそういうことを話したのですか？

救急救命の部屋に入った時に、肺炎ということがわかって、妻も部屋に呼ばれました。場合によってはこのまま死ぬこともあること、その場合、人工呼吸器を使うか、心停止した時に心臓マッサージするかを聞かれました。

血液内科の担当医がたまたまいて、その人が、直接、妻の前で聞いてくれたのです。それに僕が答えました。

――どう答えたのですか？

僕は心臓マッサージも人工呼吸器も必要ないと言いました。妻は基本的には僕のしたいようにしたほうがいいという考えです。妻が尋ねられていたら、どう答えたかはわからないです。

――その場でそんなことを聞かれるのですね。

普通、もっと差し迫った状態になった時に聞きますよね。このお医者さんとは雑談した経験も多いし、コミュニケーションが取れています。僕のツイッターやブログなども目を通してくれていて、「幡野さんの性格をよくわかっている」と言ってくれる。

心臓マッサージや人工呼吸器をどうするかとなった時に、本人は意識がない。その時に僕の妻に「どうしますか?」と尋ねたら、妻は「お願いします」と言ってしまうでしょう。

僕の意識があるうちに、患者と医師が家族の前でこういうやりとりができたのは正しいことだと思いました。

家族と話はしているのか? もしもの時にどうしたいか

――一度きちんと聞いてみたかったのですが、奥さんはあまり自分の病状について知ろうとしないとおっしゃっていましたね。

たぶん、それは今でもそうだと思います。そんなに知ろうとはしていない。

――幡野さんは、安楽死についてツイッターや取材記事でも積極的に発信し、日本で安楽

死を考える上でキーマンになっているのは間違いありません。一方で、奥さんとはどこまで突き詰めて話をしているのですか？

安楽死に関しても、治療のことでもそうですが、基本的にうちの妻は、「あなたのやりたいことをすればいい」というスタンスです。僕に好きなことをさせることが、きっと妻自身の後悔にもつながらないのだろうと思います。

今回、車で大学病院まで連れていってくれて、僕は妻に対して感謝しているのですが、妻はもっと早く病院に連れていけばよかったと少し後悔しています。

妻はどちらにしても後悔を抱えてしまうタイプの人だと思う。それでも、僕が好き勝手にやっている方が、同じ後悔するにしても、後悔の質が違うだろうとは思いますね。

――先ほどもし入院する時に、医師の延命治療に関する問いに自分が答えてなかったら、奥さんが「お願いします」と言うかもしれないとおっしゃいましたよね。

それはきっと医者の伝え方も関係すると思います。「こうすれば、もうちょっと生きられますよ」というニュアンスで言えば、誰だって延命をお願いするでしょう。お医者さんは、「やっても助からないけど、延命しますか？」とは言わない。

1％の可能性に聞こえのいい言葉をのせれば、家族は引っ張られてしまうと思いますよ。

尊厳死、安楽死、家族は理解して同意しているのか？

――奥さんは、過剰な延命治療を行わない尊厳死と、薬で死期を早める安楽死の違いはわかった上で幡野さんの思い通りにすればいいと思っているのでしょうか？

おそらく理解していると思います。僕は食事中など、日常的に安楽死の話をしています。これは少し僕のずるいところかもしれませんが、僕は安楽死を望んでいるわけですから、妻に反対されたら困るわけです。だから、安楽死を選ばなかった場合のあまり良くないパターンを話したりします。僕はSNSを通じて体験談をたくさん聞く。その中で、これはちょっとつらい死に方だなと思うものも妻に話すようにしています。

うまく夫婦で歯車が回らないと、患者を苦しめる結果になるし、家族はその後、後悔を抱えて生きることになると伝えています。

そして聞くのです。「そういう結果と安楽死はどっちがいい？」と。ずるいとは思います。

――ずるいとは思われているのですね。

ずるいというより、そっちの方に誘導しているのかな。

僕がどんどん症状が悪くなって、寝たきりの状態になったときに、薄い関係の親族が大きな顔して出てくるわけです。その人たちが「安楽死を選びましょう」と言うはずはない。

僕の症状が進んで何も言えなくなった時に、外野に好き勝手言われて、僕の望まない治療を受けさせられる可能性はかなり高い。それを跳ね返してくれるのは妻しかいないのです。だから、味方にするために安楽死の良い部分を伝えているのです。


「鎮静はできる」と言われて　でもそれだけでは足りない

——肺炎で生死の境を経験された後も、安楽死をしたいという気持ちは変わっていないのですね。今は鎮静についてはどうお考えですか?


確かに「鎮静死」というのは、手段としては悪くない。肺炎で入院した時も、お医者さんに、「これはもう本当にやばいとなった時に鎮静はできますか?」と聞いたら、「できますよ」と答えてもらいました。

でも、がん治療における鎮静は最後の最後だけに許される。その前に、せん妄(意識障害)

がありますし、寝たきりにもなります。おむつになったり、下の世話もあったり、自分で飲むことも食べることもできなくなる。鎮静になるまでに色々ある。

QOL（生活の質）の低下をどこまで許容できるかということになりますが、病院で寝たきりになったら、僕は人生の重要性をあまり感じないのです。

誤解しないでほしいのですが、そういう状態になって生きている人を否定しているわけではないです。僕はいろんなところに行って、いろんな人と会って、いろんな写真を撮りたい。そういうことができないのだったら、僕は別に生きていなくてもいいかなと思うのですよ。

――うーん。

がんなら1ヵ月前ぐらいから寝たきりになると思いますけれども、だったら、2ヵ月前ぐらいから、動けるうちにスイスに行って安楽死でもいいかなと思うのです。スイスの安楽死（自殺幇助）を行う団体「ライフサークル」というところに会員登録しました。

死生観は人それぞれだと思います。最後まで生きたい人はそうすればいいし、そうでない人もいる。僕は安楽死の権利を持っているけれども、「私は最後に鎮静でいいです」という人に、「お前も安楽死しろよ」と言うつもりは全くないです。

「生きる価値」とは何か？　「本人が決めていい」

――生きる価値がある状態かどうかは、本人が決めていいと考えているのでしょうか？

ＱＯＬのボーダーラインをどこに定めるかということです。

僕は１年前にがんで下半身が動かなくなった。その時に感じたのは、できたことができなくなる恐怖です。

先天的に下半身が動かない人と、健常者として動けていたのに下半身が動かなくなる人とは、苦しみの質が違います。

僕の病気は、寛解しようが、いずれ再発して、いつかまた骨に転移するわけです。もちろん肺炎などの合併症で亡くなる可能性もある。

一度あの恐怖を味わってしまうと、同じ苦しみは耐えられない。初めてがんと診断されたときよりも、治して再発した時の方がショックは大きいといいますが、その気持ちは少しわかります。

１年前は放射線治療をして生きられることになりましたが、もうリーチがかかっている状態です。次に骨への転移が見つかってしまったら、どうしようもない。

――ご自身が思い描くQOLを保てないと、生きる価値がなくなるということですか？　元気な時に思い描いていたQOLの基準を組み立て直すことはできないのでしょうか？

別に生きることの価値がないとは言いませんが、自分の人間性を保てる自信はないです。骨へのがんの転移はすごく痛いのです。骨が溶ける痛み、もろくなる痛み。そういう病気だから仕方ないのですが、痛みは人を変えてしまいます。普段、僕は怒ったりはしませんが、激痛があると優しさなんて保てません。

その状態を妻や子どもには見せたくない。せん妄の状態も正直見せたくない。

僕も妻も18歳のときにお互いの父親をがんで亡くしているのですが、当時はせん妄というものを知らなかった。

亡くなる前に父が認知症の状態のようになったのはショックでした。自分の父親が、自分を認識できなくなるわけです。妻も同じことを言っています。自分の親がそういう状態になるのはショックなんです。

医学的には、認知症とせん妄は全く違うのかもしれませんが、素人目には全く区別はつかない。僕はそういう状態を特に子どもには見せたくない。

家族の気持ちはどうするか？

――息子さんの優君にはご自身の病気のことや、お父さんがもしかしたらいなくなってしまうかもしれないということは伝えているのですか？

今はまだ2歳半なので、説明しても理解できません。あと何年生きるかわからないですが、合併症がなければ、ある程度の年数は見込める。ある程度、言葉のやりとりができるようになったら、早いうちから伝えた方がいいでしょうね。

――それはどうしてですか？

幼少期に親をがんで亡くした方を取材した経験からです。幼少期に親を亡くす感覚はどういうものなのだろうとすごく知りたくて、いろんな方と会ったのです。

小学校低学年から中学生ぐらいで親を亡くした人が多く、共通点はみんな親が死ぬということを知らされていなかったことです。周囲の大人が「子どものため」と考えて隠していたようですが、当事者はみんな「教えてもらいたかった」と言っています。

僕も妻も父親の病状を知りませんでした。家族から戦力外通告というか、蚊帳の外というか、そういう立場に置かれていたのを感じます。

僕の息子は自分の父親のことなのですから、知る権利はあるでしょう。第三者からではなくて、僕から直接伝えてあげたいと思います。

――今はお父さんがどんな状態なのかはわからないのですね。

体調が悪いということはわかっているんじゃないかな。疲れてソファーでぐったりしていると、心配そうな顔をしています。

――最期の姿を見せないのは息子さんや奥さんを悲しませたくないからとおっしゃっているけれども、それは幡野さんだけの思いではないですか？

僕自身が見せたくない。そもそも痛い思いをしたくないし、苦しみたくないし、助からない延命治療に意味はないと思う。ベースはこれです。

でも家族だってそういうところを見たくないだろうと、自分を納得させるために思い込んでいるのかもしれません。

自分の大切な人や親や配偶者を苦しんだ状態で亡くした方にもたくさん会ってきて、そういう人たちの後悔の度合いは大きい感じがします。逆に、患者の希望を叶えて死なせてあげたという人は比較的納得している。

故人が納得していたから自分も納得できる、という思いは感じます。

——幡野さんは、奥さん自身のお気持ちはお聞きになったことはありますか？

妻は、たぶん健康になってほしい、死なないでほしいと思っているでしょう。だけど、ないものねだりをしてもしょうがないです。

——奥さんの気持ちを話す時は、「たぶん」とか、「でしょう」という言葉が多くなります。

妻の本音はわからないですよ。他人ですから。夫婦かもしれないですけれど、本当のところはわからない。逆に言えば、わかったつもりになっちゃうのはおこがましい。

妻だって同じことが言えます。僕のことを本当に理解しているのは僕だけです。

「人生会議」はできているのか？

――最後までどう生きたいか患者が家族や医療者と繰り返し話し合う「アドバンス・ケア・プランニング（ACP）」「人生会議」の必要性が言われていますが、十分できていると思いますか？

僕が治療に望みをかけたら、そっちの方に妻も引っ張られるでしょう。結局は、僕がやりたいことに引っ張っているのだと思いますよ。妻は僕がやりたいことを支援して、反対しない。がんになってから自分の母親や親族と会っていません。できれば死ぬまで会いたくない。妻の親族も、ああしなさい、こうしなさいと押し付けてくることが多いので会いたくない。みんな僕のためといいつつ、僕のやりたいことを否定してベッドに寝かせようとする人ばかりです。親族に苦しめられたのを妻も見ているので、そういうのを避けたいという気持ちもあるのではないでしょうか。

――「人生会議」は患者の意思を中心に、最終段階までどういう医療やケアを受けたいか、家族や医療者も含めて話し合うわけですが、そういう意味では幡野さんの意思が通っていますね。

人生会議やACPは何の効力もないし、正直、何を言ってるんだという気がしてしまいます。まず、できている人がいないし、医療者は基本的に死ぬ話はしたくない人ばかりだから本質的に人生会議なんてできないですよ。

ほとんどの人は病気になって死ぬときの話なんてしたくない。配偶者だって子どもだって縁起でもないと言い、避ける。僕が家族と食事中に死ぬときの話や安楽死の話をしていますよというと、よく驚かれます。そういう意味で、うちは家族との人生会議ができています。

意識がはっきりしている段階で、「人工呼吸器どうしますか？」「心臓マッサージどうしますか？」という話が医療者とできていることも、僕の場合、患者を中心にした話し合いはできているのではないかと思っています。

医師は「安楽死」について話したがらない

――今回、肺炎での入院で、最終段階での延命治療は希望しないことや、鎮静ができることを担当医に確認できたわけですね。安楽死についての希望は、主治医と話しているのですか？

今は血液腫瘍内科で、化学療法を中心に治療しています。それは当然、頑張ってやるべきだと僕は思います。その治療を担当している先生に、安楽死は言うことではないと思っています。緩和ケア医とか看護師さんには言ってもいいかなと思います。

安楽死のことを議論していて心配なのは、医師のやる気がなくなることです。この1年でいろんな医師と話してわかったのですが、みんな優しい人ばかりだし、休日や時間が空いた時には勉強しているし、意識が高い。

そういう人たちはみんな、患者さんに治ってほしいと願っています。そこで安楽死を患者さんが望んでいたら、やる気がなくなってしまうでしょう。

――自分が急変した時の運命を握っているかもしれない医師には安楽死についてなかなか話し合えないものなのですね。

僕はお医者さんに安楽死の話は向いていないと思うのですよ。

医師は日常的に職務で死と向き合っていますから大量のインプットはあるのでしょう。だけど、例えば昼飯を食べている時に同僚の医者と議論しない。インプットだけでアウトプットがない。

確かにたくさんの患者を診ているのでしょうけれど、死について考えている人はすごく少ない印象があります。それに自分の担当医とは治療のことを話したい。時間も限られていますから。

誰のための、何のための、安楽死？

――幡野さんは「自分が苦しみたくないから安楽死を希望する」と最初のインタビューでおっしゃっていました。今は、日本に安楽死制度を作ろうとしています。担当医は鎮静に理解があり、心ある緩和ケア医とも知り合い、海外で安楽死の権利も得ている。それでもなお、日本で安楽死制度が必要と訴えているのはなぜですか？

ベースは自分のためですよ。おっしゃる通り、合併症や交通事故にでもあわない限り、僕自身は苦しまずに死ねると思います。治療に関してもいろんな人の助けで優先的な治療を受けられるでしょう。

自分のことだけ考えたら、すでに目的は達成しているのですが、それは、たまたまそうなっただけですよね。

健康な時はお金を稼ぎたいとかモテたいとか色々な欲があります。だけど、自分がもうそんなに長く生きられないとわかってくると、そういう欲はくだらないと感じて、なくなってくる。自分のことだけでなく、だれかのために何かをしたいと思ってしまうのです。

定年退職したおじさんが急にボランティアを始めたり、緑のおじさんのようなことをしたりするのと似ています。

僕は知らない人を助けようとは思わない。それよりも自分の息子が将来生きやすい社会になってほしい。自分の息子が同じ病気になった時に苦しまないようにとは思います。例えば、息子は30年後にきっと考えると思うのです。自分の父親が34歳で血液がんになって、自分もその年齢に近づいたら、「もしかしたら俺も」と思うでしょう。

僕は、今のがん患者の置かれている環境や医療が正しいと思わない。30年後にもうちょっと良くなっていてほしい。そのために、動いている意識はあります。

――終末期の医療を良くするために安楽死が必要なのですか？

安楽死をみんなちょっと誤解しています。安楽死は、死ぬための最後の手段と思われているのですが、そうではなくて、安楽死の権利を持つことで生きている間の不安が解消されるのです。むしろそっちの方が効果としては、はるかに大きい。

これで、いつでも苦しまずに死ねるという安心感はすごく大きい。だから今つらくても頑張ることができる。

――苦しまずにというのは、身体的な痛みだけではないということですね。

優秀な緩和ケア医がいれば、多くの身体的な痛みや苦しみをなくして逝けるでしょう。だけど死には精神的な痛みや苦しさもある。この精神的な苦しみに家族も苦しめられます。

生きるに値しない、と決める基準は危うくないか？

――寝たきりになったり、下の世話をされたり、家族の顔もわからなくなったりということを堪え難い苦痛として生き死にを決める基準にされてしまうと、病気でそのような状態になっている人が生きたくても生きたいと言えなくなる可能性が出てくる不安があります。

そういう反論が安楽死に対しては一番多いですね。だけど、僕が反対する立場だったら言わない反論だと思います。

例えば、難病の人や障害者の方が安楽死の同調圧力で死なされてしまうのではないか、と反論した場合、安楽死を急進的に進めようとする人たちから、「じゃあそういう人には安楽死を認めなければいい」という再反論を生むでしょう。反論が簡単なのです。

この同調圧力に僕が疑問を感じるのは、障害者であれ精神疾患の人であれ、本当にその人たちが死を求めたときに、今度は生きる同調圧力で苦しめられるということです。

僕は他の病気の人の苦しみは理解できません。苦しみの質が違うから。でも共通点として感じるのは、本音を言えずに我慢しているのだろうなということです。

障害者の方や精神疾患のある人、線維筋痛症やALSなど難病の患者さんたちの中にも安楽死を望む人はいる。それを無視して、「安楽死の同調圧力があるから危険だ」として、じゃあ安楽死は助かる見込みのないがん患者だけにした時、結果としてそういう人たちを苦しめるのではないかと思います。

「安楽死の権利を持てば、生きやすくなる」

――もし本音が言える環境になって、難病の人や精神疾患の人も「生きているのが苦しいから死にたい」と言えたとしたら、安楽死の権利を認めることも考えた方がいいということですか？

安楽死の権利はみんなあった方がいいと思います。その権利を持つと本当に生きやすくなるのです。

「安楽死の権利を持ったから、明日死ぬわ」ではないのですよ。「安楽死の権利を持ったから、まだ頑張れる」という安心なのです。

1年前、僕にとってその安心は散弾銃だった。本当に苦しかったらこれで自分の心臓を撃ち抜けばいい。自殺も失敗する方がたくさんいるので、そういうリスクなく、かなり優秀な手段として鉄砲があったわけです。鉄砲の存在に安心を感じていました。

今は鉄砲を処分したので不安が残ります。本来は緩和ケアや鎮静がその役割を担ってくれればいいのですが、鎮静は問題が多すぎる。鎮静に安心感はもてません。

――医師によって、鎮静ができるかどうか左右されてしまうからですか。

まず、医師の性格によって左右されてしまう。そして、家族によっても左右されてしまう。タイミングも含めて、本人の希望は通せない。「先生、そろそろお願いします」といったところでやってくれない。医師のさじ加減です。

肺炎で入院した時、僕からお医者さんに「最後に苦しむのだったら鎮静はできますか?」と聞いたら、「できますよ」という答えが返ってきました。

鎮静という手段を知っている患者に対しては施すわけですが、患者が知らなければ、医師は基本的にやりたくないから医師からは提案したがらない。それが現実だと思いますよ。

そんな不安定なものに安心感なんて抱けないです。緩和ケア医なら違うかもしれませんが、根本的にお医者さんは鎮静をやりたがらない。鎮静を負けや敗北と言う方も少なくないですし、医師としてのプライドもある。緩和ケア医でさえ鎮静は良くないという方もいる。
とにかく基準がバラバラですが、ベースはやりたくないのだと思います。ＳＮＳで発信しているお医者さんは優秀な方が多く、正義感があるし、強いですね。批判を受けても反論できる。そういう医師が担当医ならいいと思います。
でも、みんな病気になったら近所の病院に行くはずです。そんな医師に当たるかどうかは運ですよね。

――そんな運に左右されたくない？

左右されたくないし、実際、苦しんで家族を看取っている人の話をたくさん聞いているので、最後の望みを鎮静に託せないです。鎮静を施されずに家族が苦しみながら看取った方と、そうでない方の生き方に落差がありすぎる。はるかに自殺の方が確実だと思います。

自殺を否定するのは自殺を止める手段として最悪

――自殺に関してはどう思いますか？

今は減少傾向にあるかもしれませんが、1年間に2万人から3万人が自殺しています。一番多い理由は病気です。自殺も本人が選んだものなので、僕は否定すべきではないと思います。僕も自殺を考えましたが、その時にいろんな励ましがある。「生きていればいいことがあるよ」とか、「あなたが死んだら悲しいですよ」とか、いわゆる自殺を止める人の言葉がありますよね。はっきり言って、ひとっつも響かない！　本当に自殺を考えている時は、そんな綺麗事は何も響かない。

今も安楽死のことを発言すると、反対する意見が耳に入ってきますが、安楽死をするのをやめようかなと思える意見はひとっつもないですよ。結局、当事者意識で考えている人は少ないです。

――安楽死が日本でできない今、自殺という手段を選ぶ人がいてもそれはそれで仕方ないと考えますか？

安楽死ができない以上しょうがないでしょう。自殺を反対するのではなく、自殺を望んでいる人に何が提供できるかということです。

僕も自殺未遂をした人に取材しましたが、健康な人が見ている世界とは違います。僕は自殺を否定することが余計、自殺を望んでいる人を苦しめているという印象を持っています。医療者の傾聴と同じかもしれませんが、まずは、一度受け止めてあげることが大切だと思います。自殺を否定するというのは自殺を止める手段としては一番NGなのだと思いますよ。だけど止めようとする人はみんな自殺を否定するわけです。

——死んでほしくはないですよね。

死んでほしくはないけれども、死んでほしくない理由って何ですか？　医療現場で起きているいろんな問題でもそうですけれども、死んでほしくない理由を突き詰めていくと、自分が悲しみたくないというエゴに辿り着くと思うのです。

それは、患者の望むゴールではなく家族や周囲の人間のゴールです。じつは身勝手な話なのですよ。患者のことを考えていない。当事者のことを考えていない。それに気づいてほしい。

「医者たちを焦らせたい」　安楽死なんてしなくてもいい社会に

――薬で眠って終末期の苦痛を感じさせなくする緩和ケア「鎮静」がなかなか知られていない段階で安楽死の是非を議論するのは、一足飛びの気がします。しかも幡野さんの影響力で、深く考えずに安楽死を認めた方がいいと賛同する人が増えているのは危ういと思いませんか？

安楽死の法制度を日本で制定しようと思ったら、10年どころではなく、20年か、もしかしたら30年かかるかもしれません。

30年後、安楽死ができるようになったら安楽死を選ぶ人もいるかもしれませんが、それまで30年間、苦しみ続けるのでしょうか？

僕はだから「鎮静」も広めたいと思っているし、緩和ケアの重要性も広めていかなければいけないと思っています。安楽死ができるようになったら、緩和ケアの進展が止まると思っているお医者さんが多いですけれど、僕は全然そう思わない。

むしろ、安楽死には緩和ケアの発展が必須です。がん患者は、がんと宣告された初期が一番死にたくなるから。その段階で、安楽死をぽんぽん認めたら、生きられる期間をものすごく短くしてしまいます。

そのためにも早期からの緩和ケアが必須です。厚生労働省もそうしなさいといっていますが、早期からの緩和ケアをやっている病院も患者さんもほとんどいないでしょう？

僕がなぜ、このタイミングで安楽死について積極的に発言しているかというと、医療者を焦らせたい目的があります。

――焦らせるとは？

医療者の多くは緩和ケアが発展すれば安楽死は必要ないと言う。でもそれはあくまで医療者のゴールであって患者のゴールとは違う。患者は自分の体と命を使って治療を受けるのですから、患者の声にもうすこし耳を傾けてほしいと思うのです。

緩和ケアは重要だと思いますが、それを知らない患者さんが大半です。医療者が発信しても残念ながら、届いてほしい人に届いていない。

――安楽死を強く主張することで、緩和ケアを普及させなければならないと思わせたいのですか？

そう感じる医師はきっといるでしょうね。お医者さんは患者さんを助けたいという信念を持っている人が多いので、こんなに安楽死を求める声が高まっては困ると感じる人もいると思います。

単に安楽死を反対するのではなくて、患者さんが安楽死を選ばないようにするにはどうしたらいいか考えてくれる人がいるのではないかと期待しています。

安楽死を議論することで安楽死を選ばなくてもいい世の中を

——面白いですね。安楽死制度の導入を訴えながら、安楽死を選ばなくてもいい世の中を作りたいと思っている。


そう、作りたい。安楽死なんてしなくてもいいならしないほうがいいに決まっているでしょう。安楽死なんかなくたっていい社会の方がいいですよ。

だけど現実は安楽死を選びたくなるような環境になっていると思います。それくらい、今の終末期の医療が良いとは思わない。この状況に疑問を抱いているお医者さんもたくさんいますが、全く疑問を抱いていないお医者さんもたくさんいるから、僕はどちらも焦らせたい気持ちがある。

医療関係者は言うのです。「鎮静、緩和ケアがしっかりしていれば」と。「それがしっかりしていないからこうなるんだよ！」と気づいてほしい。

――安楽死の権利を持って安心したと言いながら、それでも安楽死をしなくてもいいならしない方がいいというのはなぜですか？

医療が発展すれば、例えば僕の病気だって、きっと30年後には治る病気になっていると思うのです。もしかしたら、せん妄（意識障害）もこれから医学の発展で抑えられるかもしれません。

例えば、抗がん剤だって一昔前はやれば苦しんだし、吐き気が抑えられなかった。でも医療の発展で副作用が抑えられたり、痛みも麻薬を使って抑えられたり、少しずつ進歩している。安楽死を選ばなくていい社会になればそっちの方がいいと思いますよ。

――医療の進歩で苦痛は抑えられるようになるにしても、最後は下り坂になって誰もが死に至ります。がんに限らず、老衰だとしても、自分の思い描くＱＯＬが保てなくなったら死のポイントは自分で選べた方がいいと思いますか？

僕は患者が希望したことが実行されないことに問題を感じています。例えば延命治療を望まない人に対して、家族が本人の意思を無視して延命治療を施してしまう。だから「人生会議」は意味がないのです。

先日、病院の待合室で車椅子に乗った90代ぐらいの女性と娘さんとお孫さんがいました。車椅子の女性は意思疎通ができない状態でした。

医師から「人工透析をしなければもう手段はない」といわれましたが、娘さんが、「人工透析は本人がしたくないといっていたので、したくないです」といいました。でも、お医者さんが「他に手段はないですよ」と再度押したら、娘さんが「じゃあお願いします」と返事をしたのです。

本人の意思が尊重されない医療は、がん医療にしても高齢者医療にしても、変わらないとだめだと思います。

「命の株主総会」で過半数を持っているのは自分

——幡野さんの判断の中には、息子さんの優くんや奥さんが自分がいなくなった後にどう生きるかも材料として入ってきますね。人が一人で生きているのではない以上、周りの大事な人たちの意思は、自分の意思の中に入り込みます。「本人の意思」は境界線が曖昧なのではないでしょうか？

僕はがん患者になってから気づいたのですが、とにかく好き勝手にいろんなことをいってくる人が多い。僕はそれを、会社の株主総会に似ているなと思っていて、「命の株主総会」と呼んでいるのです。

株主総会で多くの株を保有している人は発言できる。でも、世の中には1%の株も、または全く株を保有していないにもかかわらず、でかい声で経営方針に文句をいってくる人がいるのです。

僕はそういう人たちを相手にしていられない。僕の妻が僕の命の株を10%保有しているとして、確かに僕は妻の意見に耳を傾けますが、やはり51%は僕が持っているし、持っていなければいけない。

——幡野さんは100%近く持っているイメージです。

いやそんなことないですよ(笑)。僕ははたから見たらそういう風に見えると思うのですけれども、一人取材するだけで考え方はかなり変わります。人と会うたび、いろんなものを見るたびに、考え方は変わっていく。今回、肺炎になったことでも当然考え方は少し変わりましたしね。

――1年間でどう変わってきましたか？　いろんな人と話して。

僕が死んだ後も自分の妻と子どもは生きていくわけで、どうやったら二人が生きやすい死に方を僕ができるかということはすごく考えましたね。

1年前は散弾銃で撃って死ねばいいやと思ったのが、家族が自殺した人と出会ってから考え方が変わりました。いろんな方と会って紆余曲折して、今はある程度考えがまとまったなという感じがあります。

安楽死は、病院で鎮静に期待しながら苦しんで死ぬよりも、自殺をするよりも、家族にとって後悔の少ない死に方だと思います。

最後まで寄り添って逝けると思うし、家族の反対があったら基本的にはできないので、納得できる死に方だなと思います。それはむしろ今の終末期医療にはないものだと思います。

生きることも死ぬことも悪いことではない

――安楽死の権利を具体的に実行に移すことを考えることはありますか？

僕がベストだなと思うのは、亡くなる2ヵ月ぐらい前、寝たきりになる前がいいですね。ある程度、体も動く状態。でもそれは難しいと思います。僕は一つの指針として、次に骨に転移したら、と思っています。骨に転移してからどれぐらいか、を考えます。

——その場合、家族は遠ざけたいですか?

人格が変わるぐらいの苦痛があったら遠ざけたいです。僕自身が見せたくないし、子どもも親が苦しむ姿は見たくないと思う。苦しむ姿を見るってつらいことです。

狩猟をやっていたからわかります。自分で殺しておいて言うのもなんですが、鹿を撃つと一発では死にません。必ずとどめを刺さないと死なないし、その時にすごく暴れる。苦しむ動物を見ているのはつらいです。なるべく早く楽にしてあげなくてはと思う。これも自然な感情だと思います。

緩和ケアの先生がよく言いますが、家族の目を気にして死を選ぶ人も結構いる。家族に迷惑をかけたくないという人もいる。でも僕はそれすらもその人の死生観だと思います。否定するべきではない。

緩和ケア医の西智弘先生は、家族に死ぬということを教えたいからギリギリまで生きるとおっしゃる。家族のために死を選ぶ人と、家族のために生きることを選ぶ人って、僕は根本的には同じだと思います。

死を選ぶのか、生きることを選ぶのか。どちらにしても家族のためだとしたら、どちらも否定することではない。

だけど、世間は家族のために生きることを選ぶ人を素晴らしいと捉えがちで、家族のために死ぬ人を否定してしまう。

根底に生きることを良しとして、死ぬことを悪と捉える人が多いからきっとそうなってしまうのだろうと思います。

僕は、死ぬことも生きることも別に悪いことではないと思っています。

生きる権利と生きる義務をごっちゃにしている

――それは幡野さんの写真にも表れていますね。海上遺跡や青木ヶ原樹海、狩猟など死が濃厚に漂う対象に美しさを見出し、死は必ずしもグロテスクだったり、マイナスの価値だけを持ったりするわけではない。病気になる前から写真で表現していました。

たくさんの人が死を悪いことだと捉えすぎですよね。そんなことをいっていたら、誰も死ねないですよ。死ぬことを「負け」とか、自殺を選ぶ人を「逃げ」とか言う人もいるけれど、死ぬことってそんなに悪いことではない。その言葉はいつか自分に跳ね返ってくるだけです。

――どうしてそういう考え方が培われたのでしょう。

がん患者になってからより強く思うようになりましたね。確かに僕は死ぬことを悪いことだとは思っていない。もちろん死にたかないですよ。死にたくはないのだけれど、生きることは良いことだと押し付けられ過ぎたから、その反発からかもしれない。

生活の一部じゃないですか、死ぬことなんて。今日もどこかで人が亡くなっている。1日に3000人以上死んでいて、そんなにめずらしいことではないですよ。

――ことさら避けなくてはならないものとして死を扱うなということですね。

助かる人は当然、治療で助けたほうがいいだろうし、避けられる死は当然避けた方がいい。でも、治る見込みがない方とか、死を避けられない方もたくさんいるわけです。

そうなった時に、「生きることはいいことだ」という価値観って、すごく苦しいのですよ。

生きることは権利だと思うのです。障害者とかマイノリティとか、みんな生きる権利があって当然だと思うのですが、でも生きることを義務にされちゃうと病人は果たせないから苦しいだけです。

生きる権利と生きる義務をごっちゃにしている人が多いのではないでしょうか。そういう価値観も変わっていかなければならないと思います。

でも価値観は20年、30年単位で変わると思うので、そのためにも今の10歳ぐらいの子たちが社会を変えてくれるのではないかと期待して種をまいています。

互いの価値観を押し付けないで

――死は必ずしも悪いことではない、という考えは、一方で死への誘惑や誘導にもつながりかねません。何度も戻りますが、寝たきりになったり、口からものが食べられなくなったり、胃ろうを造ってお腹から栄養を直接入れたり、誰かの介護が必要だったりすると、生きる価値やＱＯＬが保てなくなると主張する人はたくさんいますよね。

たくさんいます。

――その許容範囲を決めるのを個々人の死生観だよと割り切って良いのだろうかという迷いが私にはある。抵抗感があります。

それを言ってしまうと「そういう人たちが精一杯生きているのだから、あなたもそうやって生きなさいよ」ということにつながってしまいますよね。それは、本人が全然希望していないことの押し付けですよ。それが結局、患者の望まない延命治療につながっている。

そのような症例をたくさん見ているのは医療者です。医者は少しでも命を伸ばしたいからそういう手段を提示するし、勧めもしますよね。患者の家族も少しでも悲しみを先送りにしたいから、患者本人が望まないものをやってしまう。

価値観の否定は、一歩間違うと価値観の押し付けになってしまう。だから、人の価値観を否定してはいけないし、押し付けてもいけない。そのバランス感覚をやっぱり持つべきです。

安楽死があると同調圧力で死を望まれてしまう人がいるからと主張して、安楽死を全否定するのは簡単です。でも、否定した先にある助からない患者さんや社会を想像してほしい。安楽死を否定することで、患者さんが本当に安楽死を望んだ時にできなくなるという問題点。一歩先のことを想像してほしい。

――生きる権利をないがしろにされている人も多い現状、安楽死の議論は早すぎるのではないかという批判もあります。

確かに僕も生きづらい社会だなと思うのですよ。じゃあ、いつになったらそれが解消されるのか。解消なんかされないでしょう。それが解消されるまで待つのか。黙っているのは無理だと思います。

誰かが一石を投ずることで、波紋が広がればいい。誰か声をあげなければ議論は始まらないです。当事者が声をあげなければいけないと思っています。

僕ががんになって一番感じたのは、よくこの状態を何十年もほったらかしにしていたなという驚きでした。

放置していた理由はがん患者が声をあげなかったからだとも思います。

そして、なぜ言わなかったのか考えると、口を塞がれている患者さんが多いのだなとも気づきます。だったら言える人間が言うしかない。がん患者以外の問題も、当事者が声をあげないと変わらないと思います。

安楽死に恐怖を感じる人にどう答えるか？

——優生思想が、最近の日本で幅をきかせているのが怖いです。生活の全てに介助が必要な重度の障害者たちは、日々、生活している中でも介助者との力関係を感じています。介助者が不機嫌だと乱暴に扱われたり、無視されたりもする。家族に迷惑をかけられないという遠慮から、人工呼吸器をつけることを選べない難病患者もいます。公的な介助が十分認められない問題も全国であります。

なるほど。

――その中で、安楽死の議論が盛り上がると、その人たちは恐怖を感じています。ただ生きるだけでも毎日既に戦いを強いられているのに、安楽死を選べる制度ができた時の圧力への恐怖感は、想像ではなく、現実的、具体的な脅威です。

当事者は恐怖感を感じているのですか？

――幡野さんが安楽死を求める発信を「恐ろしい」と言っている難病患者もいます。

確かに介助者との力関係はこの2週間入院しただけでも感じました。僕がされたわけではないですが、認知症の患者さんもたくさん入院していて、叫んだりしている。看護師さんも消耗したり、疲れたりしていると、一人に時間をかけていられなくなり、どうしても荒くなる。でも、その問題と、患者が安楽死を望むことは別の問題だろうと思う。全ての医療の問題を紐づけられてしまうと、反論が枝分かれしてかみ合わなくなります。

――安楽死の制度を作ろうとすれば、それはがん患者だけでなく、全ての人に網がかかってきます。ですから、がん患者や医師だけでなく、様々な立場の人が敏感に反応しています。

幻想と戦っている人が多いと思うのですよ。起こるかもしれないリスクや不安に対して問題を提起している人はたくさんいて、確かにそれは一つ必要な視点だとも思う。だけど、その起こっていないリスクを想像できる力があるならば、現在、がん患者が直面している問題にも目を向けてほしいのです。

一人ひとりが自分の意思を通せるように

緩和ケアには限界があります。僕は選択肢が多い方がいいと思っています。それには、個々人が強くならないとだめだとも思うのです。

それもまた30年後、40年後の話です。今の子どもたちが大人になった時に、人の目を気にせず生きられる人、人の目を気にせずに死ねる人、そういう人たちに育ってもらうしかないですね。結局は教育論に辿り着きます。

――確かに、周りの圧力も突っぱねて自分はこうしたいと主張できる強さやそれを保障する制度や環境があれば、安楽死という選択肢があっても左右はされないでしょうね。

よく欧米と比較されてしまいますね。欧米で安楽死ができるのは個々人の意見が尊重されて、個人で考える力があるからだと主張される方も一定数います。

――欧米の安楽死の現場を取材したルポ『安楽死を遂げるまで』（小学館）を書いた宮下洋一さんはそう指摘していますね。

そうですね。宮下さんはそういう主張です。でも僕は、違和感を覚えます。日本人はムラ社会と感じるのかもしれないけれど、日本人の価値観に沿った安楽死を作るしかないと思うのですよ。欧米モデルを目指すのではなくて。

それは結局、それぞれの価値観を認めるということじゃないですか。人の目を気にして生きる人、人の目を気にして死ぬ人も含めて、価値観を認めてあげるということだと思う。「それは本当の自分の意思ではないでしょう」と否定するのではなく、それもまずは認めてあげることだと思います。

――それはかなり危険ではないですか？

しかし、その結果今はそういう人たちが自殺に流れているだけですよ。安楽死に反対する人はいますが、じゃあ誰が本気で自殺を止めていますか？　1年間に何万人も亡くなっているのに。

僕はそこに矛盾も感じるし、医療者は生きろ生きろと言いながらも生活保護受給者のことを悪く言ったりもする。矛盾だらけです。みんな綺麗事ばかり、いいことばかり言って、本当は他人事です。

――みんな自分の立ち位置から意見を言いますね。

僕自身も患者として言っているだけなので、自分の身勝手さなのかもしれません。だけど、誰の身勝手さを通すのが一番いいか考えたら、患者だろうと思います。安楽死だってスイスだろうが、希望した人全員ができるわけでもなく、基準、規定がたくさんあります。

結局、安楽死に対してそういう不安を抱く人がいるのであれば、ハードルをどんどん上げていくしかない。その結果は、鎮静をやりたがらないお医者さんがいる現状のようなものになってしまいます。安楽死も今の鎮静と同じ状態になってしまいますよ。手段としてはあるのに、行使されず、できるかどうかは出会う医師や運による、という状態です。

大きな問題だし、すごく難しい問題だと思うのですが、話し合う機会も、みんなで考える機会も今しかない。患者が自分で望んで発信するケースが今後いつ起きるかわからないですよ。

最後まで考えて生きたい

――これからのご予定は？

また入院して、自家移植のための血液を採取します。ただ、やるかどうかは決めていない。血液を採取して、自家移植をしても再発はします。ただ、再発した時に使える薬も出ているので、やるメリットはあるでしょうね。

仕事は変な話、過労死するぐらいきているのです（笑）。これが健康な時だったらもっと嬉しいのだろうなあ。こんな病気になってから仕事がたくさん来てもね。お金を稼ぐことも実はあまり嬉しくないです。

——今の一番の喜びは？

写真を撮るのは楽しいですよ。色々なところに行って、会ったことのない人に会って、写真を撮るのは楽しいですね。

あとは自分の息子の成長です。すごく愛おしいです。がんになって自分が何を大切にしていたのかがよくわかる。やっぱり金じゃなかったのですね。

——大切にしているものがはっきりしていて、今なお、社会に安楽死の議論を仕掛けている。写真や家族との時間だけではなくて、それがご自身のやりたいことなのですね。

僕は、昔からずっと考えることがすごく好きだったのです。だからでしょうね。

——動きながら考えるわけですね。

例えば、僕ががん患者じゃなくて、ＡＬＳとか精神疾患とか違う病気になっていたら、それなりに何かを感じて、何かを行っていたのだと思います。

病気でなくても、例えばブラック企業に勤めていて過酷な思いをしているのだとしたら、それを感じて発信しただろうし、どんな状況になっても、自分で考えて、それに答えを出してものを言っていたと思います。

たまたまがんになって、がん患者の問題が見えていつも考えているだけです。特にこの安楽死のことやがん患者のことは、1年かけてようやくいろんな点と点が結びついてきて問題点が見えて、じゃあどうすればいいのかというところまできた。

それを発信して反響も大きくて、批判もほとんど起きていない。むしろ肯定的な意見が大半を占めていたので、論文を出して認められた感覚ですね。

――最後まで考え続けたいのですね。

そうですね。考えることって楽しいです。きっと、ギリギリまで考えているのではないですかね。

（2018年4月8、10日公開記事と2019年3月7、8、9日公開記事を改稿）

5　死にたくなるほどつらいのはなぜ？

——松本俊彦さんに聞く子どものSOSの受け止め方

松本俊彦　まつもと・としひこ

国立精神・神経医療研究センター精神保健研究所 薬物依存研究部長、薬物依存症センター センター長。日本精神科救急学会理事、日本社会精神医学会理事。1993年、佐賀医科大学卒業。『薬物依存とアディクション精神医学』(金剛出版)、『アルコールとうつ・自殺』(岩波書店)、『自分を傷つけずにはいられない』(講談社)、『誰がために医師はいる』(みすず書房)など著書多数。

夏休みの終わりと2学期のはじまりは子どもの自殺が増える時期だ。なぜ、自殺するほど追いつめられてしまうのだろう。私たちはそんな思いを一人で抱えている子どもに対して何ができるのだろうか。

死にたくなるほどつらい気持ちと向き合ってきた精神科医、松本俊彦さんに聞いた。

つらい現実に戻りたくない

――なぜ長期の休みの後に子どもたちは自殺したくなってしまうのでしょうか？

学校がつらい子にとって、休みの時間はとても幸せな時間です。苦痛から一時的に離れることができて、自分のペースを取り戻すことができる。

ところが学校が始まると、またつらい現実に戻らなければならないわけです。夏休みの終わりから2学期の始業の頃は、自殺が一過性に増える時期です。

――いじめが一番の原因なのですか？

もちろん誰から見てもいじめが原因ということも少なからずあります。

しかし、例えば発達の偏りがあって、周りからすると「イジっている」程度だと思っているのに、本人はとても苦痛に感じている場合もあります。そういう主観的な苦痛もありますし、そもそも人がたくさんいる場が苦手な子もいるのです。

学校の中での人間関係を思い出してみると、教室の中で色々な力学が働き、子どもなりに色々気を遣ってみんなに同調しているものです。その環境にまた戻るのがすごく嫌だという子もいるわけです。

発達障害が背景にある子もいます。様々な外傷体験が積み重なって、家も安心できる場ではないけれども、人が怖くなっているため、多くの人がいる教室は苦手という子もいます。発達の問題とトラウマとが複雑に絡み合っている子どもも少なくありません。

本人の受け止め方も多少は影響しているかもしれませんが、いずれにしても学校がつらいと思っている子たちが一定の割合でいる事実を、我々は重く受け止めなくてはなりません。

リスクの高いのはどういう子？

――自傷の経験がある若者は約1割いるとのことでしたが、自殺のリスクが高い子はどれぐらいいそうなのでしょうか。

これは本当にわからないのです。女の子の場合は自傷行為が自殺の危険因子としてわかりやすいですが、男の子は自傷をしていても気づかれない子が多いので、学校の先生もどんな子がリスクが高いのかわからない。

ただ、一般論として注意しなければならないのは、不器用で立ち回りが下手で、もっと悪い奴がいるのにその子ばかりが怒られてしまう、というような子です。同じようにずっこけても、周りから攻撃を受けやすくなる子ですね。

また、外見や体格や色々な能力について、本人がすごくコンプレックスを抱いていそうな子は、周りの大人たちも人一倍注意しなければならないと思います。

――勉強でのコンプレックスだけではないですね。むしろ運動ができないことなど、他の

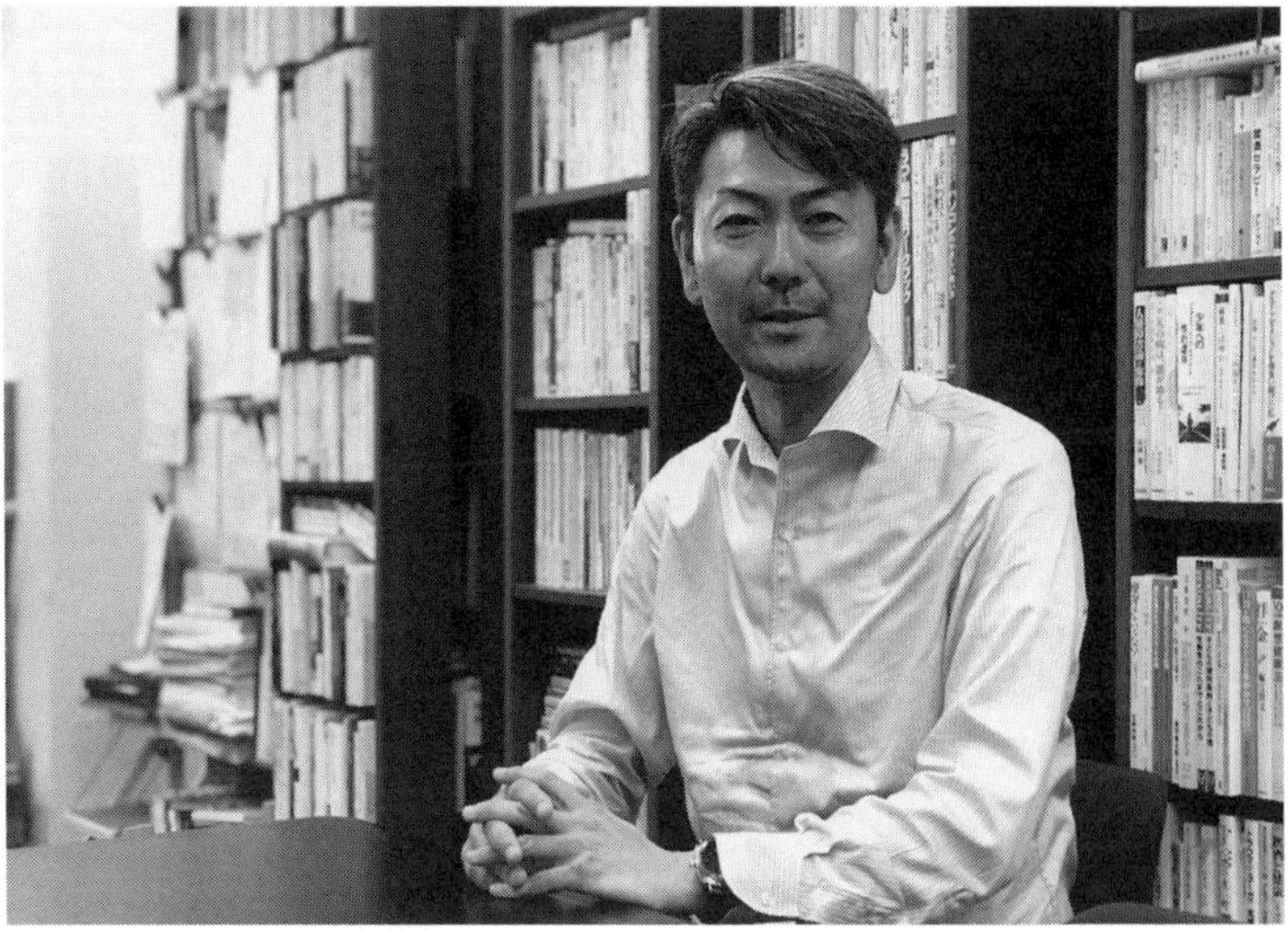

「子どもの自殺のサインは見えづらい」と語る松本俊彦さん

要素が教室内での力関係に関わってきそうです。

学校内や思春期の場合、勉強ができるからといって、周りから認められるとは限りません。運動とか容姿とか周りを笑わせる能力とか、そういう要素が影響します。

その中で、何をやっても不器用な子がいると思うのです。

不器用な子は、案外、勉強ができる子の中にもいるし、勉強ができるばかりに余計いじめられてしまうこともあると思います。

――「発達の偏り」というのはどういうことが考えられるのでしょうか？

そうですね。例えば、コミュニケーション

や対人関係の障害を抱えがちで興味や行動のこだわりがある「ASD（自閉症スペクトラム障害、旧分類：アスペルガー症候群、自閉症）」のようなものがあります。

知的な機能はそれほど深刻ではないのですが、場の空気を読んだり、「ここでは普通こういうリアクションするよね」ということからずれてしまったりする子がいます。こういう子たちはどうしても被害に遭いやすい。

同じような発達障害で、多動性や衝動性、不注意が見られる「ADHD（注意欠陥・多動性障害）」の子たちもいます。余計な動きをちょろちょろして、周りの大人たちからよく怒られる子です。

でも、純粋な多動の子は、意外と友達関係はワイワイガヤガヤやって面白キャラで通っている場合があるのです。

どちらかというと、教室の中で不器用でつらい思いをしているのはASDの子たちです。多動の子もASDを合併する子が結構いるので、そういう子は立ち回りが下手くそになっていじめられることもあります。

自殺のサインが見えづらい子どもたち

――子どもの場合、自殺の危険性が高くなっているサインとしてどういうものがあるので

しょうか？

子どもはすごく見えづらいです。見えづらい、という言い方は正しくないのかもしれません。振り返ってみれば、色々サインは出ているのです。でも子どもの場合、嫌な出来事があってから行動に至るまでの時間がすごく短い。

色々な説明がなされているのですが、まず子どもは大人に比べて、行動のコントロールがあまりききません。しかも将来を見越すことが難しい。

大人の場合なら、つらいことが起きている時に「今はつらいけれども、いじめているあいつらにこの先ろくなことは起きず、自分の人生は良くなる」と先のことを考えて、心を立て直すことができます。

子どもの場合、特に発達障害がある子たちは、先を見越しづらくて、目の前の苦痛に圧倒されてしまうことがあります。だから、行動に出るまでのプロセスが速いのです。

プロセスが速いもう一つの要因は、子どもの場合、どん詰まり感を自覚するのが早いからだと思います。

例えば、歳をとってくると、学校時代にいじめられた経験があっても、「そういうこともあったが、それがあって今の自分がある」と考えることもできる。それはこれまで生きていく中で、いろいろな生き様を見聞きしたり、色々な選択肢を知ってきたりしたからだと思います。

でも子どもの場合は、小学校4年生ぐらいまでは家庭が世界の全てですし、おそらく高校1年生ぐらいまでは学校が世界の全てなのです。中には本を読んだり見聞を広めたりすることで、学校外に世界を広げることができる子もいますが、多くの子たちは学校外を知りません。だから、学校や家庭の中でつらい思いをすると、世界の終わりのような気持ちになってしまうと思うのです。それがプロセスの速さなのだろうと思うのですね。

普段と違う行動、様子が注意すべきサイン

——そんな見えづらい中でも、後から振り返ってみるとあれがサインだったのではないかと思うようなことはあるのでしょうか。

どんな子でも確実に見られるのは、**「普段のその子と違う」**ということです。非常に漠然としていますが、これはみんな感じていることです。

例えば、これまで熱心に授業を聞いていたり、勉強を真面目にやっていたりした子が急に一切しなくなる。宿題をやってくるはずなのにやっていないとか、授業中いつも一生懸命ノートをとっていたのに何もやらないとか、普段のその子らしさがガラリと変わっていることは最も注意すべきサインです。

メンタルヘルスの問題を抱えているというよりは、周りからすると反社会的な行動をとっているように見える場合もあります。
自分の体を傷つける自傷行為をしてみたり、真面目な子が急にカンニングしたり、弱い者いじめをしない子が急に理不尽な形で弱い子に当り散らしたり。万引きや家出もそうです。朝、学校に行くと言って家を出たのに、実際には行っていないというのもそうでしょう。

――夏休みで家にいる時は変化を見つけにくいでしょうね。

新しい学年が始まる春休み明けだとわかりにくいと思いますが、夏休み明けなら1学期とずいぶん様子が違うというのはヒントになると思います。特によく言われるのは、中学2年生の夏休み明けです。自殺だけでなく、非行についても先生たちがいつも緊張する時期です。
悪くなる子はそこでガラっと変わってきて、夏休み明けに急に髪の毛が金髪になってきたりしますね。だいたい中2の夏に変わる。「厨二病」っていうのは実在するものなのですよね。

身体の成長も心の問題に影響

――その頃は体も急激に成長する時期ですが、その影響もありますか？

第二次性徴期を迎えて、自分の体が自分でないような感じがしますし、人との比較ですごくナーバスになる時期ですね。容姿も気になり始めます。もちろん小学校ぐらいから容姿にコンプレックスを抱くことはありますが、もっと切実な問題として、中2の頃は自覚し始める時ですね。

――性的な欲求や誰かと付き合いたいという気持ちが関わるのでしょうか。

もちろん、好きな人に対して自分は性的な魅力があるのか、相手から見てどう映るかということが重要になってきます。

また、中学ぐらいになると、親や先生に褒められることは勲章にはならず、仲間から認められることが一番の価値になります。特に子どもは残酷ですから、ちょっとした見かけの印象でクラスのカースト（階級）を作っていく。容姿が自分のクラスでの居場所や立ち位置に関係していきます。

第二次性徴を迎えてものすごく背が高くなる子もいるし、全く大きくならずにどんどん抜かれていく子もいる。

女の子の場合、中学から高校の時期はもしかしてある意味一番体型が醜くなる時期かもしれません。アンバランスに丸っこくなったり、ゴツゴツしたりします。そういうことで容姿に悩む子もいます。

——いわゆる思春期の悩みですね。

そういう風に一括されてしまうとその通りなのですが、社会において自分の居場所はあるのかとか、自分は誰かから必要とされる存在なのかということに対して、堂々巡りの問いかけが多くなる時期なのだと思います。

気づくことはできるのか？

——そういう悩みを一人抱えて、夏休みが終わりに近づくとつらさが増していくわけですね。夏休み終わりと直後はどちらが多いのでしょう。

両方同じぐらい多いです。8月31日、9月1日を頂点として、そこから遠ざかるとそれぞれ少なくなってきます。

9月1日は変化がわかる可能性があるのですが、問題は8月中ですよね。家族も気づけないと思うのです。

1学期にいじめがあることを家族が察知していれば、変化が特に見られなくても、心の中で変化があるかもしれないと先回りして本人と話をすることもできると思うのですが、把握していない場合は青天の霹靂になると思います。

夏休み中、あまり友達と遊んでいないけれど、かと言って、勉強が進んでいるわけでもないと感じた時。もともとそういう子だったら別ですが、そうでない子が急にそうなった場合は、注意して話しかけてみてもいいと思います。

「もしかして学校に行くのがつらいの？」と。

子どもは原因がわからない自殺も多い

――いじめや友人関係など明らかな原因がなくても、「なんとなく自殺」のようなものはあるのでしょうか？


実はあるのですよね。中学生以降の自殺について僕らが集めた情報によれば、原因が不明なのですが、ただ「死にたい」とずっと言っていた子がいます。

ご遺族の人とも一致しているのですが、「死にたい病」にかかっちゃったとしか言いようのない自殺なのです。なぜ死にたいのかがよくわからない。

ただ、診療していると、「死にたい」と言いながら渋々病院に通ってくる子はいます。中には発達の偏りがあって、我々から見ると、「え？　これが苦痛なの？」と普通なら苦痛に思わないようなことを苦痛と感じていることもあります。

もしかすると、感覚過敏などがあって、生きていること自体、色々な刺激が入ってきて地獄のようにつらいのかもしれないですね。

ただ病院に通ってくれる子たちは、「死にたい」とは言ってくれるので、それがサインと言えばサインになります。問題なのは、常に「死にたい」と言っているから、それを行動に起こすのがいつなのか、手がかりがないのです。

――対応がとても難しいですね。

本当に難しい。自殺を遂げた人についての聞き取り調査をやっていて思ったのは、中高年より若者の自殺を防ぐ方が難しいということです。

例えば、中高年の男性は明らかにこれは大変だろうなというストレスが見えやすくて、自殺直前には9割以上の人がなんらかの精神医学的な診断がつくと言われています。

確かに直前にはうつやアルコール依存の問題があるなど、わかりやすい兆候を見せて亡くなっています。だから具体的な介入のポイントがわかるのです。

言葉でなく、体の症状でストレスを表す子どもたち

ところが子ども、特に10代の子どもたちを見ていると、直前に精神医学的な診断がつくことはまれです。

自殺した人の調査はご遺族の語りが中心ですから、情報が不足しているということもあるのですが、子どもは言葉で伝える能力が発達していないので、どうしても精神医学的な症状ではなく、行動や身体の訴えとして表現される傾向があります。

言葉で、「つらい」とか「眠れない」とか言ってくれないと、精神症状の把握もできないから診断もつきません。しかも自殺に至るまでのスピードが速い。しかも、すでに述べたように、しばしば子どもたちのストレスは行動や身体の症状で出てくることが多いのです。

――身体の症状にはどんなものがあるのでしょうか?

例えば、不登校児が訴える「お腹が痛い」とか、原因不明の痛みなどです。いろんなお医者さんにかかってみたけれど、原因がはっきりしない。思春期の子によく見られる、「身体表現

いのです。

性障害」のようなものですね。ストレスがそんな形で出てくることが多く、兆候がわかりづらいのです。

――そうすると、「お腹痛い」などとずっと訴えているようでしたら、対応した方がいいのですね。

そうですね。心配してあげて、「大丈夫？」「無理しないで」と言ってあげてください。「学校に行かなくてもいいよ」と言ってあげれば、急にお腹の痛みが和らいだりもします。

周りからすると、言葉でなくても、そうやってサインを表に出してくれると楽なのです。いつもの本人らしくない行動や症状があれば、そこで立ち止まることができます。

でも、それさえも見せない子もいるので、子どもの自殺は本当に難しいです。

サインが見えたらどうしたらいいのか？

――いつもと違う行動でも、体の症状でも、幸いにもなんらかのサインを見せてくれたら、周りはどうしたらいいのでしょうか？

8月31日や9月1日前後に関して言えば、親は「もしかして学校が嫌なんじゃないの？」と聞いてあげて、「無理しなくていいんだよ」と言ってあげたらいいと思います。休ませていいと思います。

親からするとどうしても、9月1日にいかないとそのままズルズルと休んで不登校になってしまうのではないかという不安があるのではないかと思いますが、無理して行ってどうするのでしょう。行って死ぬぐらいだったら行かない方がいいですよね。

——そのまま引きこもって社会に出られなくなるのではないかと親は心配するのでしょうね。

気持ちはわかります。自殺既遂者の調査で興味深いなと思ったのは、若くして自殺している人は中学などで7割か8割、不登校の経験があります。

不登校の子は通常そのままズルズル学校に行かずに引きこもることが多いのですが、驚くことに自殺した子どもはほぼ全員学校に復帰していたのです。

不登校になるほどしんどかったのでしょうけれども、周りの意向に応えて頑張って行ったのでしょうね。その代わりに命を縮めた可能性があります。不登校を続けていたほうが生き延びていたのではないかという気さえするのです。

自殺予防の観点から言えば、不登校を恐れるべきではないのだろうと思います。

引きこもっても今はネットで社会とつながれる

幸いなことに、今の時代、色々なメディアがあります。それが時に悪い方向に導くこともありますが、学校に行かなくても、いろんな人と出会ったり情報を得たりすることができるようになっています。それでいいのではないかという気がしてしまうのですよね。

実際、僕の患者さんの中にもSNSを介して新しい仲間と出会い、リアルに会ったり交流したりしている不登校の子がいました。そこで刺激を受けたことをきっかけに、定時制や通信制の高校に通い始めて勉強が面白いと気づいたりするのです。

不登校になっても今は、ネットなどを通じて人間関係がまるでなくなるわけではないわけです。

――ネット上のつながりには座間の事件（２０１７年にＳＮＳでつながった男女が９人殺害されて発見された事件）のような危険もあります。プラスの影響もあればマイナスの影響もありますね。

そうですね。まずマイナスを言えば、座間の事件のように危ない人との出会いや危険な誘惑に触れる機会は多くなるでしょう。特にリアルな人間関係で誰からも話を聞いてもらえない、信頼できる人がいないと思っている子どもは、SNSで優しい人に出会うと簡単に信用してしまう危険があります。

「こんなに自分の話を聞いてくれて認めてもらったのは初めて」となった場合、相手からの危険な提案を飲んでしまう可能性があります。リアルが充実していない人にとって、SNSが危険な場所になり得るのは事実です。

安全にSNSを使うにはリアルな関係の支えが必要

一方で、メリットもあります。僕が精神科医になりたての頃は、引きこもりの人は家の中だけで暮らし、バリケードまで作っている人もいました。社会と完全に断絶していたのです。ところが今は、もっとマイルドな引きこもりになっています。リアルでは社会的に引きこもっていても、SNSなどで知り合いや恋人ができたりしています。

もちろんその恋人は10代の女の子と30代の男の組み合わせだったりして心配になることもあるのですが、誰とも関わらないよりはいいのかなと思うこともあります。ネットの中で趣味の仲間を得て、その中で一目置かれることによって、どん底にあった自尊心が少し持ち直す人もいます。

人間は、特に子どもは、不思議なことに一つ得意な分野ができるとそれに引っ張られて他のことも底上げすることがあります。そんな様々な出会いの可能性を与えてくれる場所として、SNSは良いと思うのです。

SNSを子どもたちが安全に使えるようになるためには、身近にいる大人たちが、少なくとも家族の中でのリアルな関係を風通しのいいものにしてあげることが必要です。それが、SNSの危険な誘惑に対して踏ん張れる一番の予防策になります。

「SNSは危ないからだめ」と禁止すると、隠れてやるようになります。やっていることを言わなくなるし、携帯をのぞかれないようにいつも手元から離さなくなる。SNSについてオープンに話せる環境だと、周りの大人たちも危険を察知できるのではないかと思います。

「学校に来なくてもいいよ」と先生こそ言ってあげて

――親は風通しを良くして、「無理しなくていいよ」と気持ちを受け止めるのがいいということですが、学校はどう対応したらいいのでしょう。

これを言うと学校の先生に怒られてしまいそうなのですが、「無理して学校に来なくていいよ」と先生たちがメッセージを出すのもいいのではないかと思います。

その代わり、「しんどかったら来なくてもいいけれど、しんどいっていうことを一言教えてほしいな」と伝えてほしい。場合によっては家に訪問したり、教室以外の場所で先生と会ったりすることもいいのではないかと思います。

――「学校に来なくてもいいよ」という言葉が、先生に見放されたように受け止められたら良くないですね。

「無理して来なくてもいいけれど、連絡をくれよ」とつながりは保ってもらいたいのです。気にかけてもらっていると思えることが大事ですし、いじめ自殺のたいていのケースでは、最後は誰も苦しさに気づいてくれなくて、先生も加害者の側に立ったりしています。そこでどん詰まり感を抱いてしまうのですね。

だから、「君の立場は理解しているし、ずっと気にしているよ」というメッセージを送ってほしいですね。

教室で勝者になることが、人生の勝ち組なわけじゃないですからね。ただ、学校での勝ち組が学校の先生になっているので、そのあたりの気持ちがわからない先生もいます。

――そんな子どもの気持ちが理解できない先生の場合、子どもはつながろうと思うでしょうか？

先生の側でも、「そうは言ってもあいつらは懐かないんだよ」という気持ちを抱くかもしれません。それはそれで仕方ないので、学校の中にいる他の誰かに懐いてもらってほしい。どうしても担任は嫌だという子なら、「他のクラスの担任や保健室の先生や、週2、3回来るカウンセラーの先生に話してみてよ」と伝えてみる。自分がなんとかするということにムキにならずに、学校の誰かとつながってほしいというメッセージを伝えたら十分だと思います。

クラスの仲間は気づいて、大人につないで

――クラスの仲間や友達は何ができそうですか？　よく、自殺のサインに気づいて信頼できる大人につなげる「ゲートキーパー（門番）」の必要性が言われますね。

何かつらそうだなと気づいたら、「大丈夫？」と声をかけて、「一緒に先生のところに行かない？」って声をかけてほしいのですよね。一人では行けないでしょうから、「ついていくよ」と話しかける。気づいて、関わって、つないであげる。その橋渡しをやってほしいのです。

ただし、これは夏休みが終わる頃になってあわてて担任が「お前らをゲートキーパーにする」と言っても無理で、日頃の蓄積が必要です。

子どもたちは、先生たちがどんな生徒を軽く見て、どんな生徒を大事にしているのかということをちゃんと観察しています。問題を抱えていそうな子に対してつっけんどんで冷たくしている先生のクラスでは、同級生も多かれ少なかれ「あいつはこういう風に扱っていいのだ」と思うでしょう。

先生がマイノリティに対してどんな態度で日頃接しているのかを子どもたちはずるいぐらい見ています。

取り柄がないように見えたり、深刻なコンプレックスに悩んでそうだったり、自分があまり好きじゃなくて人前でも顔をあげられなかったりする子たちに対して、先生が普段からどういう態度で接しているかが問われます。

小馬鹿にしたり茶化したりするのではなく、「ちゃんと気にかけているよ」という態度を他の子どもたちの視線も意識しながらやれているかどうかです。

――そんな空気が作られていないと、先生も頼りにならないし、友達も助けてはくれない。四面楚歌できついですね。

きついと思います。学校が荒れてくると先生も教室の運営をうまくいかせるために、教室の中のマジョリティの生徒に媚びて、その力でクラスをまとめようとすることがあります。そうなったときに、マイノリティの子どもたちはすごくつらい目に遭います。学校に行きたくなくなる気持ちもわかりますよね。

他の世界の情報を手に入れよう

――ここ数年、子どもの自殺対策で、大人たちが「逃げろ」と発信しています。図書館が学校に行きたくない子に「おいで」と呼びかける発信も歓迎されました。「逃げろ」というメッセージは子どもたちに届くのでしょうか?

「逃げろ」という言い方が、子どもたちにとって受け入れやすいかどうかはわからないのですが、子どもたちを救うのは、外の世界の情報をどれだけ持っているかだと思うのです。

学校だけが世界の全てではなくて、他にこんな世界があるということを知っていたり、いろんな生き様のバリエーションを知ったりすることが大事なのだと思います。

例えば、しんどい時期を過ごしたのにこんな風に変われた人もいると知ったり、たくさん本を読んだりすることです。

今は、ネット上でいろんな情報を収集することもできます。もちろん変な情報もたくさんあることは承知の上で言いますが、やはり情報は子どもを救うのではないかと思っているのです。子どもにスマホやタブレットを持たせると、いただけない危険なサイトにアクセスしたり、課金付きのゲームで大変なことになったりする子もいます。でも一方で、「君はそんなサイトを知ってるの?」とこちらが驚くような情報にたどり着いている子どももいます。子どもたちは、あのやわらかい脳みそを全部使って、新しい世界に手を伸ばして行きます。僕はその好奇心がその子たちを救うのではないかと思うのです。

立派な人の成功談よりも、レールを外れた人の面白い生き方を

――身の回りの限られた世界より、広い世界があると気づくのですね。とんでもない人が楽しそうに生きている情報はネットにあふれています。

僕もそう思うのですよ。これは子どもではなくて大学生の話なのですが、大学生の自殺は、だいたいキャンパスを郊外に移転した時に増えるのです。

有名なのは筑波大学です。郊外のつくば市にキャンパスを移したら、すごく自殺が増えたことがありました。広島大学もそうです。広島市内から東広島市に移して、学園都市で周りには

何もない環境にしたら、ある時期、自殺が増えたといわれています。

逆に自殺が少ないのは、周りに雀荘があったり飲み屋があったり、学業以外のことをやる場がたくさんあるところです。そこで学生は、いろんな生き様をみる。「あの人は大学に8年もいて、結局この雀荘に勤めているのですよ」という人を日常生活で目にします。

そこで生き様の多様性を知り、教室ではパッとしない人がここではキラキラしている姿を見るわけです。

学園都市だと、同質の仲間が狭い中でくっついたり離れたり、テレビドラマの「ビバリーヒルズ高校白書」みたいな世界になる。その中でどんづまったら、世界が終わってしまうような気持ちになってしまいます。

こういうことはもしかすると大人にも関係している大事なことなのではないでしょうか。様々な生き方の選択肢や多様性がある方が、結局、誰もが生きやすくなるのです。

――とんでもない過去があるけれど、なんだかんだ言って面白そうに今を生きている人と出会える環境がいいということですね。

そうそう。そんなのがいいですよね。昔、ある伝統的な医学部の前に、その医学部を卒業した店主のパン屋さんがあったのです。医者じゃなくてパン屋さんになって、医学部の学生から愛されてとても繁盛しているなんて話を聞いたこともあります。そういうのもありですよね。

逃げ場はどこにある？

――そうすると、メディアも立派な人の成功談ばかりではなく、はみ出し者をたくさん紹介していかないといけませんね。

僕はそう思うのですよね。子どもたちはそういう情報を積極的に集めてほしいです。

――しかし、そこでもそんな情報を探せる子どもとそうでない子どもの情報格差がありそうですね。

そこが難しいのですよね。やはり、貧困家庭で、勉強も苦手で、いろんなハンディキャップを抱えている子たちは、情報も自分で取りにいけない。情報弱者にもなりがちなのです。

――地域社会でやれることはあるのでしょうか？　最近では挨拶もしない地域が増えて、地域のつながりは薄れていると思いますが。

そうなのですが、挨拶をしてみんな顔見知りの田舎が生きやすいかというと、そちらの方がしんどい場合もありますよね。ですから、案外、都会の無関心の方が、そういう子たちにとっては生きやすい可能性もあるでしょう。

図書館は最高なのですよ。授業をサボっていても、周りから見たら自習している感じを出せますよね。

ファストフードもお金がかかってしまいますが、昔は子どもたちが時間をつぶすいい場所になっていました。今ではそこでも補導される可能性があり、子どもたちの居場所は狭まっています。

自分が学校は嫌だと思っていることを家族には知られたくない子どももいます。朝「行ってきます」と家を出て、街で時間をつぶせる場所があちこちにあったらと思います。

子どもの自殺の要因は増えている?

——全体の自殺者数が減っているのに対して、子どもの自殺は横ばいです。昔と比べて子どもが自殺する要因は増えているのでしょうか?

それがわからないのです。自殺の統計を見ていると、「若者の自殺」が注目されていますし、確かに子どもたちの自殺者数は横ばいですが、少子化で子どもの母数が減っていることを考えると、自殺率は上がっているかもしれません。

海外と比べると、子どもの死因で日本は自殺の割合が多いと言いますが、事故死や殺人の被害が海外より圧倒的に少ないので、自殺が目立っているところもあります。

ですから、僕らがここまで強く子どもの自殺対策を叫ぶ必要があるのかは、悩むところがあります。

ただ、イギリスでもアメリカでもそうですが、高齢者や中高年を中心に始めた自殺対策が進み、中高年の自殺が減ってくると、どうしても目立ってくるのは若者の自殺なのです。

いろいろな対策を打っても、この年代だけはうまく効果が出ない。バブルの時は若者の自殺は比較的少なかったですが、なぜかはわかりません。

とにかく女性と子どもは自殺の危険因子が見えづらい。中高年男性の自殺研究で調査項目が作られているので、その項目で女性や子どもの自殺をみると、原因が見えなくなってしまいます。中高年の男性とは違う要因がポイントになっているのだろうと思います。

——中高年男性なら経済問題などが大きな原因でしょうけれども、女性でしたらそれこそ夫との関係などが原因となりそうですね。

その通りです。男たちは外の人間関係で傷つき、女性たちは身近な人間関係で傷つく。では子どもはどうなのかと考えると、子どもはなかなか話してくれないし、ご遺族の話を聞いてもそもそも亡くなったのは思春期の子どもなので、親に対して秘密が急激に多くなってくる年代です。親もわからないので難しいです。

「死ぬのはダメ」はダメ

――自殺を食い止めるために、「死ぬのはダメ」という呼びかけは逆効果だそうですね。

そういうスタンスで向き合うと、子どもたちは心を開いてくれないと思います。「死ぬのはいけないよ」と押し付けたら、そこで会話はストップしてしまいます。「そうか。死にたいのか」というところから始めないといけません。

――説教はしてはいけませんね。

ダメだと思います。「死にたいなんて考えちゃダメだよ」と言った瞬間に、相手はもう心を閉ざして、「死にたい」と言ってくれなくなります。そうなると、周りの大人はその子の自殺の気持ちの強まりがどうなっているのか見失ってしまいます。

――NGワードとしては「死んではいけない」とか「死んだら悲しむよ」とか、メソメソ泣いたりすることでしょうか。

そうです。自傷の時の対応と一緒ですね。「死にたいと思うなんて、感謝の気持ちが足りないのではないか」なんて言われた瞬間に、死にたくなりますよね。

――「どうして死にたいと思うの？」と、話を聞くのですね。

「そうなんだ。死にたいんだね」と受け止めるということです。もちろん解決策があるなら一緒に考えますが、我々が考えられる解決策なんて、既に本人が試している場合が多いし、「それでうまくいかないから悩んでいるんだよ」と思っています。できないことをさも解決できるかのように安請け合いして裏切るのもかえってよくないことです。

ここから先は、僕個人の信念とか、もしかすると信仰の領域に近くなってしまうのかもしれませんが、「自分が死にたいほどつらいと思っていること」を知ってくれている人がいると、その人とのつながりをもう少し持っていていいかなと考えてくれると思うのです。

とにかく「そのことについてはまた時間かけてじっくり聞かせてよ」と言って、次回の約束を取り付ける。その関係を長く続けることで、だんだんと風向きが変わってくることがあります。その人との関係が基礎となって、人間関係に自信が持てるようになることもあるのではないかと思います。

――全てのカウンセリングに通じる原則ですね。

そうですね。意地悪な見方をする人には、誘拐事件の犯人との電話みたいに無理に引き伸ばしている、と皮肉を言われそうではありますが。

――でも引き伸ばしているうちに違う風景が本人に見えてくることもある。

そういうことですね。

「死にたい」というのは「死にたいぐらいつらいけど生きたい」

――自殺未遂の現場を見つけた場合は、どうしたらいいのでしょうか。

その場合は、何が重荷になって自殺未遂に至ったのかを我々は見つけないといけないいし、それを軽くするためにどうするかを考えなくてはいけません。

「死にたい」というのは、「死にたいぐらいつらいけれども、そのつらさが少しでも軽くなるのなら生きたい」ということだと思うのですよ。

死ぬのがいいか悪いかを議論するのではなくて、「そういう気持ちに追い詰めている原因をもう少し詳しく知りたい」という姿勢を見せることが必要です。

未遂に終わった自殺行動に対して、「なんでそんなばかなことやっちゃったの！」ではなくて、「何があったか話してくれる？」というのが大事だと思います。

「自殺は悪いんだ」とか「命は大切なんだ」とか、健康優良児みたいに語る援助者には、追い詰められた人は正直に心の中を言いづらいです。

たとえば、ハイテンションの超健康的な人の前では正直に話しづらいのではないかと思います。見知らぬ土地で歌とギターで誰とでも友達になり、言葉も通じないのに最後は泣きながらハグしあっている……みたいな人です（笑）。

この人も不健康なんじゃないかなというぐらいの人の方が話しやすいと思います。

（2018年8月26、27、28日公開記事を改稿）

6　沈黙を強いる力に抗って

——入江杏さんが語る世田谷一家殺人事件、もうひとつの傷

入江杏　いりえ・あん
東京都生まれ。国際基督教大学卒業。ケアミーツアート研究所代表、「ミシュカの森」主宰。上智大学グリーフケア研究所非常勤講師。犯罪被害の悲しみ・苦しみと向き合い、葛藤の中で「生き直し」をした体験から、「悲しみを生きる力に」をテーマとして、講演・勉強会を開催。悲しみの発信から再生を模索する人たちのネットワークづくりに努める。著書に『悲しみを生きる力に――被害者遺族からあなたへ』（岩波書店）、『わたしからはじまる 悲しみを物語るということ』（小学館）、編著に『悲しみとともにどう生きるか』（集英社新書）ほか。

世田谷一家殺人事件を覚えているだろうか。

２０００年の大晦日、東京世田谷区の住宅で宮澤みきおさん（当時44）と妻の泰子さん（同41）、長女のにいなちゃん（同８）、長男の礼君（同６）の一家４人が命を奪われ、いまだに犯人は見つかっていない事件だ。

宮澤家の隣に母と共に住んでいた泰子さんの姉、入江杏さん（61）は事件後6年目に初めて外に向かって語り始めた。そして、事件以来20年以上、犯罪被害者だけでなく、病気や震災、事故の遺族らそれぞれの死別に苦しむ人たちとつながって悲嘆のケア（グリーフケア）を考え続けている。

入江さんが毎年12月に開いているのが「ミシュカの森」という、グリーフケアを考える集いだ。ミシュカは、入江さんの一人息子がにいなちゃんにあげた熊のぬいぐるみ。４人と遺族を

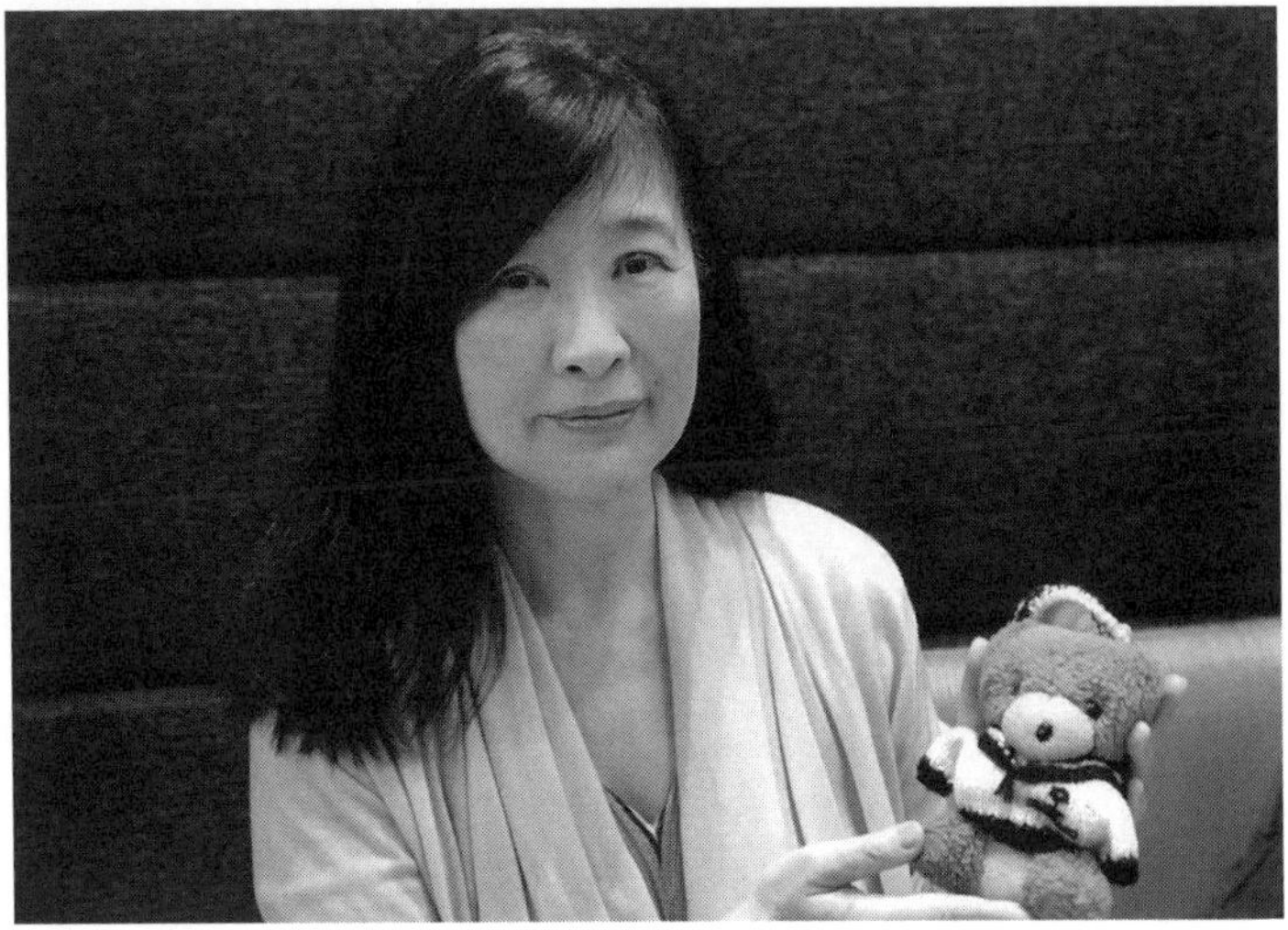

ぬいぐるみのミシュカと共に語る入江杏さん

結び、亡き人を悼む気持ちの象徴となっている。

２０１８年12月に開かれたミシュカの森で、入江さんは同居していた母（故人）が事件や大事な家族の思い出からも目を背け続け、悲嘆の中で亡くなったことを明かした。

母を苦しめていたもの、母に沈黙を強いた力はなんだったのか。

母と別の道を探し、「亡き人との出会い直し」を探求し続ける入江さんに、当事者が語ることの意味を聞いた。

なぜ沈黙を選ぶのか？
遺族を苦しめるもの

２０００年12月31日の朝、一緒におせち料理を作ろうと隣に住む泰子さんに声をかけに行った入江さんの母が第一発見者だった。

「泰子たちが！　隣が全員殺されちゃったみたい！」

4人の遺体を目の当たりにした母が転げるように戻って叫んだその瞬間から、穏やかだった一家の生活は一変した。

母は自宅に引きこもり、友人との交流も一切絶った。同居していた入江さん一家にも被害者の遺族だと知られないよう、口をつぐむことを求めた。

「事件との関わりを世間に知られると、住む場所を追われるし、私の夫の仕事がなくなる。息子も学校でいじめられ、就職や結婚の道も閉ざされる。そんな母の強い懸念を前にすると、私は沈黙せざるを得ませんでした」と入江さんは振り返る。

母が家族のことを話せた相手は、連日、訪ねてくる警察官だけだった。

「母の最初の語りの聞き手は警察官でした。でも警察は遺族のグリーフケアのために仕事をしているわけではありません。社会との縁が絶たれてしまったので、母は事件の被害者の文脈でしか話せなくなりました」

連日のように訪ねて来ていた警察官も、いつしか足が遠のいた。母の話し相手は家族だけになった。

「ずっと『つらい』という話ばかりで、私も相手をするのが大変な時期がありました。楽しい思い出話や笑える失敗談も話せなくなると、他のことへの興味もなくなり、過去に家族で一緒に楽しんだこともできなくなる状態でした」

母は事件後、「涙が出なくなってしまった」と嘆いていた。

「母はあれほど可愛がっていたにいなちゃんのことを話すことができなくなりました。泣きたくても泣けない。夢で会いたくても夢の中に出てきてくれない。母にとって、亡き人との出会い直しが叶わなくなってしまったことが、最も苦しかったのではないかと思います」

死後も孫の障害を受け入れられなかった母

母はさらにもう一つの鎖に苦しめられていたと入江さんは考えている。

亡くなった末っ子の礼君は発達障害があり、母は礼君の障害を生前から、そして亡くなった後も受け入れることができなかった。

「可愛がっていなかったわけではないのですが、ずっと受け入れられなかった。特に母の世代は障害を『恥』として受け止めています。今でこそ発達障害や自閉傾向についてはオープンに語れるようになっていますが、当時はどういうものかもわからず、できたら人には言いたくないものと考えられていました。就学時健診の時も、にいなちゃんと同じ普通学級に通うのは難しいかもしれないことを、よそには絶対に言いたくなかったようです」

保育園のお迎えにも行き、にいなちゃんと共に孫の世話を焼くのを楽しみにしていた母だが、それでもやはり亡くなった時の嘆き悲しみにさえ、温度差があった。

「にいなちゃんが亡くなったことは『日本の宝を失った』ぐらいの勢いで言うのに、礼君については『もしかしたら礼君の障害が原因で事件を起こされたのかも』と憶測を語ることさえありました。犯人も障害を持っていて、同じ障害を持つ礼君が可愛がられていたのが憎かったのだろうかとか……。未解決事件なので、様々な憶測をしてしまうものなのですが」

亡くなってからしばらく経ったある日、そんな母と入江さんの間で決定的な出来事が起きる。

「礼君は亡くなっても仕方なかったのよ」

母がそう語るのを聞いて、入江さんは「なんてことを言うの！」と激怒した。

「私がすごく怒ったのを見て、母は全身に紫斑ができるほどショックだったようです。『年をとってから娘に否定されるとは思わなかった』と言われましたが、私は『あなたとは違う生き方を選ぶ！』と母に告げました」

この時のことを入江さんは「母と精神的に決別をした時だった」と振り返る。

「第一発見者としての心の重みをずっと抱えていて、母の素が出た瞬間でした。もしかしたら私自身も母と同じような気持ちがあったかもしれない。それに対して、ここで反抗しなければ生きていけないと思うぐらい、私も素になって母と対峙したのだと思います」

傷ついた人に刻まれた「スティグマ」

母をそのように苦しめていたものは何だったのかという模索が入江さんの中で始まった。

「傷ついている人に沈黙を強いるものの正体は一体何なのか、どうしてもはっきりしなかった。その後、私は自分の体験を外に向かって語り始めるのですが、最初は自分の中でも語ることに違和感があった。自分の語る意味は何なのだろうかと」

ずっと自問自答していた入江さんにヒントを与えてくれたのは、2018年10月、杉田水脈議員の「生産性がない」発言を受けて、東京大学先端科学技術研究センター当事者研究分野准教授の熊谷晋一郎さんが「スティグマ(負の烙印)」について語った講演だった。

LGBTや障害者など社会のマイノリティに負のレッテルを貼り、排除する社会のからくりを読み解こうとする熊谷さんの語りだ。熊谷さんは、マイノリティ自身もスティグマを内面化した「自己スティグマ」によって自分を否定してしまい、生きづらくなっていると解説した。

「犯罪被害者の遺族もそうだと気づき、自分の中の内なるスティグマが自分を苦しめているのではないかとはっきりしました。母は礼君が障害を持って生まれたことも、犯罪被害者遺族になったことも『恥』と受け止めていました。私はその恥の意味を、自分の中の内なるスティグマなのだと理解したのです」

そして、自分が過去と向き合い、沈黙を破って外に向かって語り始めたことの意味もわかったような気がした。

「熊谷先生のお話の中で、スティグマの解消には当事者の語りが役立つとあった。ああ、そうか、自分の体験を自分の言葉で語り直すことでスティグマをほどいていっているのだと、初めて意味を見出せたのです」

相模原事件「私の心の中にもある感情？」

2016年7月26日未明、相模原事件が起きた時、改めて入江さんは母や自分が抱えてきた苦悩に直面させられた。

「19人の命が奪われて、犯人の映像も衝撃的でしたが、何より『亡くなった方が幸せな命がある』という犯人の考えに自分も向き合わざるを得ないものを感じました。『なんてひどい事件なんだ』と言いながら、もしかしたら自分の心の中にもそういうかけらがあったのではないかと、改めて立ち戻らされる事件でした」

相模原事件では、遺族が当初、被害者の名前や顔を伏せたがっていたということも話題になった。

「それは、礼君の障害のことや、大事な人が亡くなったことを伏せようとする母の姿に重なりました。母は私がマスコミに顔を出すのを嫌がっていたし、犯罪被害者の遺族になったことで世間に顔向けができないような言い方をしていました」

「だけど、よく考えてみれば、被害者やその遺族は何も悪いことをしているわけじゃない。それなのに母は、今まで築いてきたものが全て壊れてしまったという捉えようでした。妹の家族に礼君が障害を持って生まれてきた時と同じ反応です。世間の評価に対して母が持っていた恐れが、自分の中に棲み着いてしまった」

そんな母の気持ちを忖度して生きてきた自分にも気づく。

「私自身はもしかして、すごく母に肯定されようと、否定されないように生きてきたのだなと思ったのです。母にとっては受け入れられる子どもとそうでない子どもがいて、私はそこそこ受け入れられるように生きてきた」

「妹も受け入れられる子どもだったのに、障害がある子どもを産んでしまったり、事件に巻き込まれて亡くなってしまったりしたら、全部否定されてしまう。それがすごくショックでした。ただ、その時はすぐにはわかりませんでした。徐々に気づいてきたことです」

事件後、目の病気が進んで失明した母は自身のことを「お荷物な存在」と捉え、自殺未遂までした。否定の刃は最終的に自分自身にも向かった。

「母に気に入られようとして生きてきた自分に、私自身が向き合わなければなりませんでした。老年になった母の考えを全否定することもできず、母は母なりに看取りました。でもやはり私の心の中で線を引いてしまったところもあります」

「事件以来、私は母と違う生き方を選ぶのだとずっと抗って生きてきたような気がします。苦しむ人と共に絶望しないで歩むためには、沈黙を強いるメカニズムの正体を探らないといけない。何を恐れて、苦しみや悲しみをなかったことにしなければいけないのか、探す旅が始まったのです」

生きる方向へ向かわせてくれた1枚の絵

入江さんは講演で必ず話すことがある。

事件で亡くなった妹の長女、にいなちゃんが遺した1枚の絵のことだ。モンゴルの民話『スーホの白い馬』の一場面を描いている絵。2001年1月の葬儀の後、学校に挨拶に行った時、担任の教師が「事件の1ヵ月前に描いたものなのですよ」と手渡してくれた。

「しばらくは見ることもつらくてしまっておいたのです。なぜ私でなく妹だったのか、なぜ私は生き残ってしまったのか。夫や息子は『ママは悪くない』と抱きしめてくれるのに、サバイバーズギルト（生き残った人が抱く罪責感）に苦しんでいました」

事件から4ヵ月後の4月30日、にいなちゃんの誕生日に『スーホの白い馬』の絵本を改めてゆっくり読んだ。

可愛がっていた白い馬が殺され、悲しみにくれる主人公の夢の中で亡き愛馬が「私の体を楽器に」と語りかける。モンゴルの伝統楽器「馬頭琴」が生まれた伝説となっている。

「なぜこんな悲しいお話を子どもに読ませたのだろう」

そう考えながら、にいなちゃんの遺した絵を額装しようと取り出して見た時、入江さんはハッとした。

白い仔馬を抱えた主人公の羊飼いスーホのそばに、物語には出てこない小さな羊飼いの女の子がいる。

「ドキッとしました。頭に黄色いバンダナをつけたその女の子は、被害を知る前日の30日に、大掃除をするためにバンダナを頭に巻いていたにいなちゃんそのものだったからです。それが最後に見た姿でした」

にいなちゃんの笑顔が蘇り、事件後、日々の生活にも現実感を失っていた入江さんの今を支えてくれる夫や息子の存在が確かに感じられた。この人たちのためにも生きなくてはと強い思いが湧き上がった。

「『今』が戻ってきた瞬間でした。止まっていた私の時間がそこから動き始めました。私が本来の健やかさを取り戻すきっかけになったのがこの絵だったのです」

物語を紡ぎ、亡き人と出会い直す

悲嘆にくれた主人公が、愛する者の遺志で作った楽器の音色が多くの人の心を慰めた――。そんな物語の絵をにいなちゃんが遺してくれたことが、霧がかかっているように思われた入江さんの行き先を照らしてくれた。

思えば、妹一家と過ごした日々は楽しいことがたくさんあった。輝くような喜びもたくさん受け取った。

「かわいそうな犯罪被害者という枠で語られてしまうことが多いのですが、妹一家の人生は輝いていたし、私たちは一緒に素晴らしい時間を過ごした。悲しさや傷つきがひどくて、そんな物語が見えなくなっていたのです。だから、自分自身の言葉で紡ぎたいと思いました」

そんな思い出を入江さんは子どもたちが可愛がっていたこぐまのぬいぐるみ「ミシュカ」の物語にし、手作りの絵本にまとめた。

4人の一家と仲良く暮らしていたこぐまのミシュカがある日、突然、家族がいなくなって悲しみにくれる。ところが、冬のある日、霜柱を踏むと足元から懐かしい声が聞こえてくる。

ほら！ 耳《みみ》をすましてごらん。／「ミシュカ、ミシュカ……」って／ぼくを 呼《よ》ぶ声《こえ》

がする。にいなちゃんと　れいちゃんが　呼《よ》んでいる！／ぼくが　霜柱《しもばしら》を踏《ふ》むたびに、
／「ミシュカ、　ミシュカ……」って　ささやいている！
（入江杏『ずっと　つながってるよ　こぐまのミシュカのおはなし』より）

そして遠く離れていてもずっとつながっていることに気づいたミシュカが、生きる力を取り戻して物語は終わる。

霜柱のエピソードは入江さんがにいなちゃんや礼君と霜柱を踏んだ時の思い出をモチーフにした。愛する人を失ったミシュカに自分を重ね合わせ、心の中で4人は生き続けるのだという物語を書くことができた。

絵本から生まれた「入江杏」

物語を紡ぐために過去と向き合うのは苦しい作業でもある。しかし、命日に毎年花をたむけてくれるにいなちゃんの同級生や母親たちのためにも、小学校の卒業式までに作りあげたかった。

「これはグリーフワーク（悲嘆を癒す作業）だと思いました。亡き人の助けを借りなくてはいけませんでしたが、亡き人が生きた姿の中に私の今を変えるヒントがある。警察の質問に答え

る形ではなく、悼む気持ちで紡ぎ直すことで、亡き人との出会い直しができたのだと思います」

「それは自分のための作業でもありましたが、自分のためだけではできなかった。思春期であんな事件に遭ってしまった息子のためでもありましたし、にいなちゃんの同級生のためでもある。若い人はまだ起こったことを語り直す言葉を持たないから、大人として意味を捉え直す作業をする責任があると感じていました」

そんな入江さんの気持ちが伝わったのか、息子は手作りの絵本の表紙に「入江杏（IRIEANN）」というペンネームをテプラで作って貼ってくれた。にいな（NINA）ちゃんと礼（REI）君という二人の名前のアルファベットを組み直して生み出した新たな名前。

4人の七回忌に当たる年の2006年の子どもの日、『ずっと　つながってるよ　こぐまのミシュカのおはなし』（くもん出版）を出版し、「入江杏」という名前と共に新たな一歩を踏み出した。

「ミシュカの森」で外へ開く

この絵本の出版記念を兼ねた2006年の会から始まり、毎年、事件があった12月に開いているのが、グリーフケアの集い「ミシュカの森」だ。

「入江杏という名前を息子がつけてくれた時から、外に出て行こうという気持ちが芽生えました。悲しみに取り込まれてしまうと、これまでの時間が破れ、断たれてしまうので居場所を失ってしまいます。回復するために新しい居場所が必要だと思いました」

犯罪被害だけでなく、何かしらの喪失体験がある人、そんな経験とは関わりがない人も、生と死を考えるきっかけにしたいと考えた。毎回、作家の柳田邦男氏や、医師の日野原重明氏らを招いて話してもらい、様々な立場の参加者を受け入れた。

「遺族ケアというと遺族だけで閉じているイメージがあります。傷ついた自分を癒すそんな繭を作るような時間も必要ですが、同時に外に開かれている回路も必要だと思っていました。傷ついた自分のケアは限りがない。依存先を増やすことが必要だとも思ったのです」

そんなことを考えたのは、外部との接触を断ち、自分の中に閉じこもっていた母の姿をそばで見ていたからでもある。皮肉なことに、母の目が加齢黄斑変性や緑内障によって急速に悪くなり、入江さんが外で話すことを嫌がっていた母のエネルギーが衰えてきたことも後押しになった。

「母はなかなか前に進めないし、それまで私も封印するのが私と母との約束という風に思い込んでいました。でも母の気持ちにだけ寄り添っていたら、過去を捉え直して未来に進むことはできない、今が見えなくなってしまうと気づいたのです」

「母のように悲しんだままでいたいと思う人もいる。母のことは好きだし、母の期待に応えたいというのも私の人生の目標の一つでしたから、母と精神的に離別するには大きなエネルギーが必要でした。たまたま礼君のことで対立したおかげで、怒りのエネルギーで離れられたのです」

夫の死、母との関係を語る

母の介護に追われていた2010年1月、元気だった夫が倒れ、大動脈解離で急死した。再び深い悲しみに突き落とされる中、その年の12月1日、夫の誕生日に上智大学で講演することになった。

「夫が亡くなったばかりの誕生日に、グリーフケアのことをなぜ話しているんだろうと思いながら、私は母が何に苦しめられていたのかを話したのです。初めてのことでした」

母のことはそれまでタブー視している自分がいた。講演でも話すことは避けてきた。

「ずっと私は怒りを感じていて、その対象は犯人かもしれないし、警察に対してかもしれないし、未解決事件の被害者遺族という枠にはめて私を見るマスコミに対してかもしれないと考えていました」

「しかし、怒りのエネルギーの源は、母だったのだなと気づき、それを自分の心に内面化していた自分に気づいて吐き出したのが、大きな一歩になりました」

母は晩年、目が見えなくなっていくのに絶望して、トイレのタオル掛けのフックに帯締めを巻き、首をつろうとして失敗した。

「自殺が失敗に終わったことを母は恥じて、『役立たずが生きてどうするの!』と言うばかりでした。母は事件のことも『私はそんないい話にはできない。素敵な話にはできない』と言っていました。私はそんな母の姿を見て、たとえ悲しみは解消しなくても、封印せずに語り、ほぐすことによって孤立を解消することが必要なのではないかと思い始めていたのです」

震災、そして母の死と語れない人への眼差し

2011年3月11日、東日本大震災が起きた。

テレビに映し出された津波の光景に、事件直後によく見ていた悪夢を呼び覚まされた。黒い波が渦を巻き、自分を飲み込んでいく夢。

気がつくと全身が蕁麻疹で覆われ、呼吸も苦しくなって入院した。

「数日で退院できたのですが、グリーフケアの研究者から『長期被災によるトラウマが身体症状になって現れたのでしょう』と指摘されてハッとしました。今まで、私の心は休んでこなかったのだなと気づきました。被災や被害はずっと続く。そのことを視野に入れたケアが必要なのだと自分の体験から学んだのです」

被災者のことを思うと居ても立ってもいられなかったが、母の介護があり身動きが取れない。

4月に関西での講演会に呼ばれ、阪神・淡路大震災や福知山線の事故、池田小学校事件の遺族に会うと、皆、起きたばかりの震災被害に対し、「何かしたい」と語り合っていた。

「この時、私は人は悲しみを生きる力に変えていけると実感しました。大きな傷を受ければ受けるほど、自分一人では頑張れなくなるものです。小さなことでもいいから人に与えることが自分を生かす。人は悲しみを通じて人と支え合うことができ、人との関係性で自分を生かすことができるのだと気づきました」

その後、介護の合間に、東北の被災地に支援物資や絵本を持って訪れた。

「被害にあったばかりでもあり、西と東の差もあると思うのですが、語りたくないという気持ちが強いと感じました。また被災地は広くて福島はまた違う。被災地に残った人と避難した人でも違う。色々な悲しみや語りがあると思いますが、一緒に考えていこうと寄り添うことが、もしかしたら進むエネルギーになるのではないかと思いました」

その年の10月、母を看取った。その翌日、また上智大学で講演があった。そこで、母の写真を外の人に初めて見せながら、自分の苦しさを語ることができなかった母を悼んだ。

「母のように声を上げることができない苦しみを見てきたことは、私の新たな道しるべになりました。強い人は、『言わなくちゃわからない』というのですが、そんな人には余計、語れません。社会に向かって発信していく時、声をあげられない人の声にも耳を傾け、声なき声を届けたいと思うようになったのです」

そして、悲しみの中に閉じこもっている人にこう語りかける。

「日常を取り戻すために忘れたいなと思っていることがあるでしょう。でも、思い出し、語り直す機会があると、もう一度、亡き人とも自分自身とも出会い直せる。つらいのですが、やはり大切な時間なのですね。封印したり、忘れてしまったり、なかったことにしてしまえば、大切なものを本当に失ってしまう。それを自分の実感として伝えていけたらなと思うのです」

語ることは快感？　聞く側との距離感は縮められるか

殺人事件の被害者遺族として活動していると、犯罪被害者以外の人ともつながりを広げている入江さんは、聞き手に疑問を投げかけられることがある。

「『なぜ障害者やスティグマについて語るのですか？』と問われることがあります。『事件の起きた12月のイベントとして語ることとしてはふさわしくないのではないか、もっと犯罪被害の悲惨さを語った方が焦点が絞られ、共感を得られるのではないか』と言われることもあります」

一番、ショックだったのは、「被害者遺族は少し気持ち良さそうに語っている」と言われたことだ。

「大きなメディアの編集委員だったのですが、『加害者は口を閉ざすが、被害者は話すことで快感を得ているのではないか』と言われたのです。加害者が語れないのは、加害の記憶を否定し、忘れ、操作しようとするから。積極的に隠蔽する場合もあるから語らないのです。ショックを受けました」

「被害者は亡き人との出会い直しの場として、ケアされる時間として自分の物語を伝えています。聞き手との交流による癒しはあるかもしれません。それが『気持ちよく語っている』と受け取られてしまうのかもしれませんが、むしろとても疲れますし、受け入れられるように語るのにとても苦労しています」

遺族としての経験を話していて意味はあるのか。人の役に立っているのか。

聞き手の反応を見て、そんな迷いを感じ続けてきたが、東京大学先端科学技術研究センター当事者研究分野准教授の熊谷晋一郎さんが「スティグマ（負の烙印）」について語った講演を聞いてはっとした。

「熊谷先生も障害の当事者ですが、いわゆる車いすの一日体験や、目が見えない人などの疑似体験をするだけでは、むしろ『大変ですね』『立派ですね』と言われながら、至近距離に近づくと拒まれて、社会的な距離を広げてしまう、と話しています。その距離を縮めるためには、当事者の語りに触れることが大切だという先生の言葉に励まされました」

「何事もなかったかのように」の裏にある感情

富山市で開かれた被害者のグリーフケアを考えるイベントでは、交通事故の被害者遺族の講演を聞いた感想文で最優秀賞をとった高校生の言葉にも深く考え込まされた。

「『被害者の遺族が何事もなかったかのように話していて、前を向いているのだなという印象を受けた』という言葉でした。それと共に、『加害者も何事もなかったかのように振舞っていることに戸惑っている』という内容でした」

そのイベントの直前には、富山市の交番で警察官が拳銃を奪おうとした男に殺害されたショッキングな事件が起きていた。しかし、足元で起きたばかりの事件について、会の主催者は一切触れようとしなかったのにも入江さんは違和感を覚えた。

「粛々と進行し、まさに『何事もなかったように』被害者のグリーフケアについて語り合うわけです。なぜ現在進行形で起きている事件について誰も語らないのかと思いました。高校生が、大きな悲しみがある人が、世間が思うような悲しみの姿を見せるわけではない、ということに気づいてくれたことはよかったのです。一方で、何事もないように語るのでは悲しみに蓋をしてしまうことになり、悲しみが伝わらない可能性があるとも感じました」

さらに、入江さんはこうも感じた。

「コミュニティの中で封印せざるを得なかった傷つきの深さを表しているのではないかとも思

いました。何事もなかったかのように封印することなく、ありのままを受け入れ、弱さの発信に耳を傾けることのできる社会を作るにはどうしたらいいのか考え込みました」

受け入れられ得る物語とは？

どう語れば、傷を抱えた人の悲しみが伝わるのか？

これは入江さんのように体験を語る被害者や遺族の大きなテーマにもなっている。

「聞き手の癒しになるような伝え方をしないと受け入れられません。そして、聞き手に受け取ってもらえないと、話す者はさらに傷ついてしまう。ですから、自分の感情そのままを話すというよりは、受け入れられるように相手の感情に訴える語り方をする場合がある。それは自分の承認欲求のためではないのです」

入江さんが交流している、同級生に娘を殺された母親は、殺した男の母親を赦し、自分の体験を紙芝居にして語っている。その母親が常々入江さんに話すのは、「演じていると思われないように気をつけている」ということだ。

「私たちはすぐに『悲劇の主人公』と言われかねませんから、感情に飲み込まれてしまうことは避けなければいけません。時に感情に飲み込まれそうになりますが、常に聞き手に受け入れられるのはどういう伝え方なのかを意識して話さなければいけないのです」

被害者に冷たい世間

悲しみを抱えるだけでも大変なのに、なぜ伝えるのにそこまで苦労しなければならないのか。「それは、世間の常識は必ずしも被害者に味方しないからです」と入江さんは驚くようなことを言う。

「世間は被害者に常に同情的ではありません。被害感情にも否定的で、何かあれば、『被害者にも落ち度があるのではないか』と考えるのが世間です。世間から疎外されたり、共感を得られなかったりする語りは、被害者や遺族を孤立させてしまい、再生を阻みかねません」

それは最近の報道を見ても、よく感じることだ。

「学校のいじめ問題にしても、性犯罪被害者にしても、被害者に同情するどころか、被害者の落ち度を責めたり、社会の規範を揺るがせたと批判したりする世間の声が目立ちます。被害者は守られているわけではないのです」

「被害者や遺族は、事件や喪失体験で一度社会への信頼を失っている」と入江さんは言う。それを乗り越えて、再発防止や真実の追求のために声をあげる時、被害者や遺族の怒りの声はバッシングを受けることさえある。

「ですから、被害者は大変です。自分のつらい体験を組み立て直して、聞き手に受け入れられる物語にする必要がある。しかし、あまり感情を消し去っても、『何事もなかったかのように』

生きていると誤解される。常にジレンマがあります」

悲しみを分かち合いにくい時代だからこそ

入江さん自身、亡くなった4人との日々を絵本で出版した時、亡くなったみきおさんの父親から「そんな風に美化したくない」と言われた。それと同時に一家が殺害された家を「事実を美化しないでそのまま博物館にして保存したい」とも言われ、気持ちは理解しつつも「さすがにそれはできない」と抵抗もした。

入江さんの母親は人に語ることさえ反対し、入江さんはその意向を受けてしばらく話すこともできなかったのはこれまで伝えた通りだ。

家族の中でも悲しみやその表し方はバラバラで、それが悲しみを外に向けて語り、分かち合うことの難しさにもつながっている。

「私は家族でも同じように悲しむ必要はないと常々言っていて、それぞれがその人なりの悲しみを語ることが必要だと思うのです。先日相談を受けたケースでは、自死した妹がいた女性が、夫や息子から『いつまでも悲しんでいる暇はない』と言われ傷ついたと語っていました」

家族の中でさえ分かち合うことは難しい悲しみ。

さらに、上智大学グリーフケア研究所所長の島薗進さんは、「現代は悲しみを表しにくく、悲しみを受け入れにくい世の中になっている」とミシュカの森で語った。

入江さんはその理由を、「経済優先、利益優先の社会になっているからではないか」と感じている。

「いのちが大切と言いながら、いのちの価値を長さや量といった数字で測ろうとしています。どれだけ長生きできるか？　どれだけ健康であるか？　その結果どれだけ成功できるか？　どれだけ幸せか？　理想の状態が欠けてしまうことを過度に恐れ、悲しみから目を背けているのが現代社会だと思います。私自身も、事件に遭う前はそんな価値観に縛られていました。そういう意味では事件の前は恐れるものも多かったのです」

しかし、事件の後にそんな気持ちは変化した。

「事件を経て、もし悲しんで立ち止まってしまっても、人は悲しみから学ぶものは大きい、としみじみ思える自分がいます。『そんな目にあったからそう思うのよ』とも言われますが、それでも伝えていく意味があると思うのです」

「誰かの悲しみの物語に耳を塞ぐのではなく、聴いて分かち合えたことで心通わせることができたと思える人がいる。悲しみはマイナスばかりをもたらすわけではありません。悲しみからつながりをつくって、支え合っていく。悲しみを被った人だけではなく、誰にとってもそんな潤いのある社会になれば、きっともっと未来は明るくなるはず。そう願って伝え続けたいと思っています」

（2019年4月21、22、23日公開記事を改稿）

Ⅲ部

医療と政策

7 「命と経済」ではなく「命と命」の問題

──磯野真穂さんに聞くコロナ対策の課題

磯野真穂《いその・まほ》

医療人類学者。1999年、早稲田大学人間科学部スポーツ科学科卒業。オレゴン州立大学応用人類学研究科修士課程修了後、早稲田大学文学研究科博士課程後期課程修了。博士(文学)。専門は文化人類学、医療人類学。著書に『なぜふつうに食べられないのか　拒食と過食の文化人類学』(春秋社)、『急に具合が悪くなる』(宮野真生子氏と共著、晶文社)、『他者と生きる　リスク・病い・死をめぐる人類学』(集英社新書)がある。

新型コロナウイルスの流行拡大を受けて、行動の自粛を強く要請され、大きく影響を受けてきた私たちの社会生活。

「感染拡大を防ぐ」という至上命題の前で、これまで守ってきた暮らしや文化が失われていくのに、声もあげられない人たちがいる。

最初の緊急事態宣言が出る直前の2020年4月、そのストレスはピークに達していた。

命は大事。だけど、人が生きるとは、ただ生命が維持されるということだけなのだろうか。

死を目の前にした哲学者との往復書簡を収めた『急に具合が悪くなる』(宮野真生子氏と共著、晶文社)で、不確実な未来をどう生きるか考察した医療人類学者の磯野真穂さんに聞いた。

管理社会に向かう可能性への危惧

——新型コロナの感染対策は主に医学に基づいて決められていますが、人は医学だけでなく、経済や暮らしなど様々な要素に関わって生きています。でも、それぞれの価値観で自由な生活をしてしまったら、人に感染を広げる恐れもある。公衆衛生とリベラルな価値観は相性が悪い面があると思うのですが、どのように見ていますか？

白か黒かを出せない問題ですね。

個人的にこれまでの日本の対策は全く問題がないわけではないにしろ、かなり評価できるのではないかと思っています。

データを根拠にして、3密（密閉空間、密集場所、密接場面）を避けることを繰り返し要請し、クラスター（集団感染）を抑え込むという対策を関係者の方が懸命にやってくださったおかげで、できるだけ人権を制限せずにここまで来ることができたからです。

しかし感染者の増加を受けて、もっと強力な制限を加えるべきだという声が日本社会でも高まっています。

海外では、二人以上で会ってはいけないといった制限や、合理的な理由がない場合は外出禁止で、それを破ったら罰金が課せられるといった政策も取られています。

韓国では近所に感染者が出たら、その人がいつ、どのバス停からバスに乗り、どこで降りたかといった情報がスマートフォンに事細かに通知されるそうです。

もちろん、現在の新型インフルエンザ等対策特別措置法では上記のような措置は難しいと考えられます。ですが私たちは感染対策のその先に、そのような制限や監視まで自ら望むのでしょうか？

すでに専門家の方達が問題点を指摘していますが、審議の期間がほとんどないまま改正案が成立した特措法による緊急事態宣言は最大2年間引き延ばすことができ、その発動や解除に国会の審議はいらず、報告のみで良いとされています。

この要件については歯止めとして十分でしょうか？

いったん権力に個人の自由を制限する権利を与えれば、それはどんどん加速する恐れがあります。個人の生活を細かに追跡するシステムがいったん確立されれば、それは他の目的にも転用できるでしょう。

感染は拡大しないほうがいいに決まっています。しかしそれを止めるために、私たちは決して明け渡してはならない何かまで明け渡すことになるかもしれません。

高まる市民の声で私たちの生活を制限・監視する力を権力に与え、もしそれが暴走した時、私たちにそれを止める力はあるでしょうか？

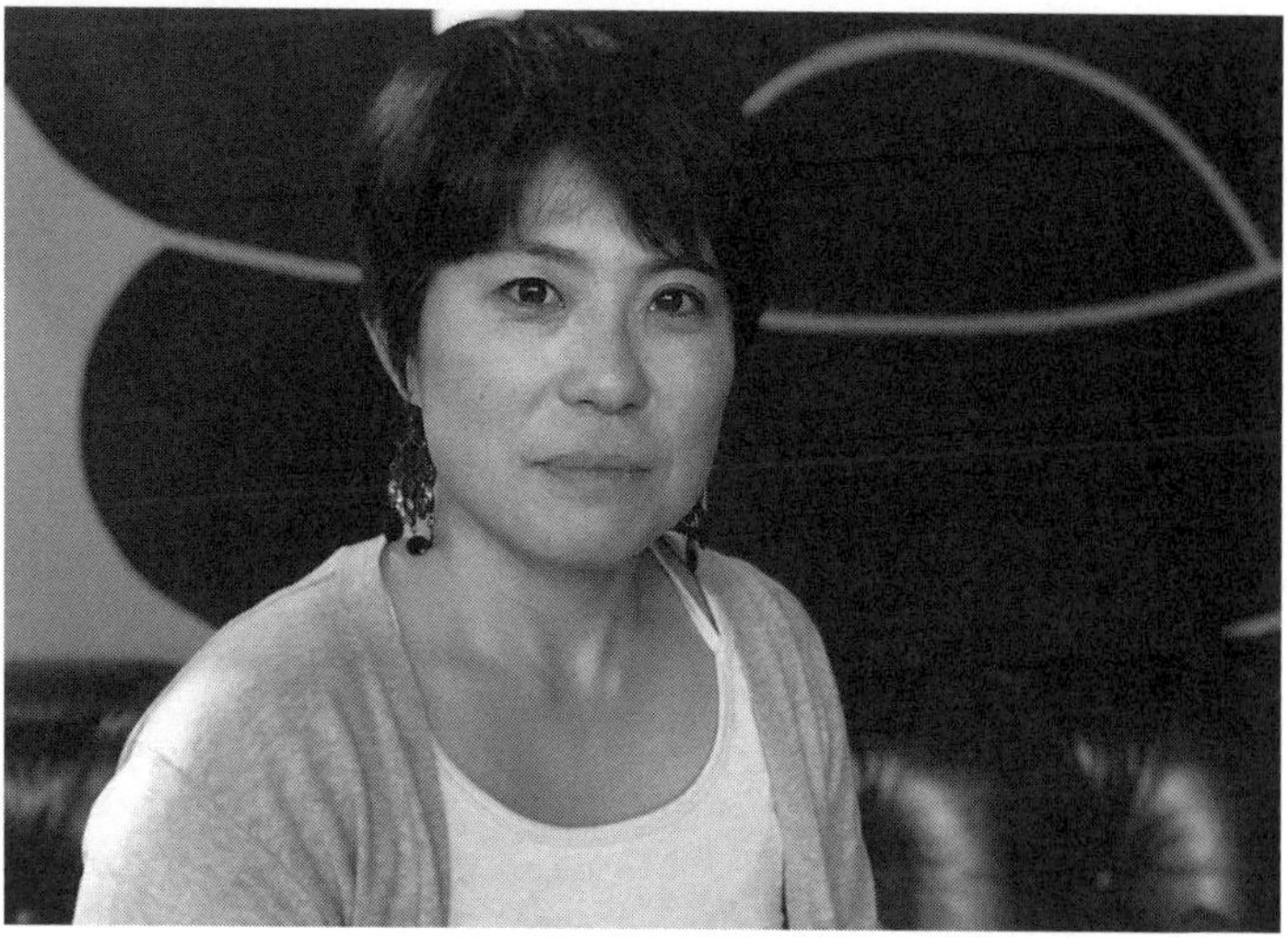

「今私たちは、コロナにかからないことだけを生きることの目的にするよう要請されているような気がします」と話す磯野真穂さん

「不要不急」を医学の視点だけで決める違和感

――4月1日に公開された政府の専門家会議の提言では、携帯端末の位置情報を中心にした個人情報を積極的に使うことも選択肢となり得ると示されました。ただ委員の一人の武藤香織氏は、究極の個人情報である遺伝子情報の取り扱いについて研究してきた人で、会見で自ら懸念を示しました。私も日本で監視的な手法が導入されかねないところまできているのだと警戒感を覚えました。

今、私たちの社会には強力な道徳が立ち上がっています。

それは「感染リスクを下げる行動は善」「感染リスクを上げる行動は悪」という道徳です。そしてその背後には医療崩壊をさせてはならない、亡くなる人をできる限り出してはならないという道徳があります。

これはあまりに正しすぎて反対することができません。私も医療崩壊はしないほうがいいし、亡くなる人は少ないほうがいいに決まっていると思っています。

でも、その絶対に反対できない道徳の前で、私たちの日々の生活の目的が「コロナにならない・うつさないこと」に集約され、その判断基準のもとに、私たちの日々の行動が、わかりやすい善悪で二分されていっています。

そして、「コロナにならない・うつさない」という善のためであれば、人権の制限も個人の監視も許すべきだ——そんな空気が世界を覆っています。

私のこんな意見を前に、今は緊急事態でそんなことを言っている場合ではない、と言いたい人も大勢いるでしょう。

でも私は、「そんなことを言っている場合ではない」という声がどんどん強まっているからこそ、反対できない道徳が何を奪い去っていくのかを考えねばならないと思うのです。

「命と経済」の話ではなく「命と命」の問題

――みんなで感染対策を頑張って、そろそろそれでも追いつかなくなってきたことを踏まえて出されたのが専門家会議の提言だったと思います。個人の自由と、感染を広げないという全体の利益とのせめぎ合いですね。

感染の拡大を止めるという医学の視点から制限を強めたい人はいると思います。その視点からは正しいと思います。

ただ私が感染拡大の議論を聞いていて疑問に思うのは、「命と経済」を対比する言い方です。私は、これは「命と経済」の話ではなく、「命と命」の問題だと思うのです。

どういうことかというと、感染拡大を止めるという目的に添い、普段の生活を諦めている人たちの命も同じように危険に晒されているということです。

コロナにかかって亡くなりやすい人たちと、その人たちを守るためにこれまでの生活を諦めている人たちの命の両方が危うい状況になっている。その双方が「弱者」です。

「不要不急」という言葉があります。私たちは「不要不急」の外出を避けろと言われていますが、「不要不急」と言われたその場所には仕事をしている人たちがいて、その仕事をしている人たちにとって、その場所は「不要不急」どころか、「必要火急」です。

そして、その生活が回らなくなれば、当然かれらの命は真綿で首を絞められるように危険に晒されていくでしょう。

――SNSで京都大学ウイルス・再生医科学研究所准教授の獣医学者、宮沢孝幸氏が、とても強い言葉で「飲みに行くな」というメッセージをツイートしたことが話題になっていました（2020年4月5日午前9時現在、20・7万いいね、11・8万RT）。どう思いましたか？

酒を飲んだら、会話するだろ。大声になるだろ。それが危険なことわからんやつは、とっとと感染しちまえ。

――宮沢孝幸さん 2020年3月28日のツイートより

はい。医学的な視点をお持ちの方の中には、そのくらい強い言葉を投げかけたくなる人もいると思います。

でも「とっとと感染しちまえ」と言われた人たちが訪れる居酒屋には、その仕事がなかったら路頭に迷う人がいる。お金の問題だけでなく、不要不急と指差される場で日々生活することを、人生の糧と生きることの意味にしてきた人たちがいるわけです。

そんな生のあり方が、感染するリスクがあるかないかだけでぶった斬られてしまう。何が不要で不急かが、ある疾患にかかるか否かの医学の視点だけで決められ、それが唯一の巨大な道徳となることに私は違和感を覚えています。

自分の生活と補償は交換可能か？

――その一方で、休業補償が手厚く用意されるのであればいいのではないかという意見が当事者からも出ています。「#自粛と補償はセットだろ」などのハッシュタグも広がっています。お金の補償だけで十分でしょうか？

はい。もちろん補償は大切だと思いますし、早急に出してほしいと思います。

ただ経済の問題とは別に考えたいのが、金銭的補償と、生活の制限はトレードオフになるのかという問題です。

「月額30万円いただいたので、自分の日々の生活が監視・制限されることを許可します」

そんな形で私たちは自分の生活をお金と引き換えに明け渡すのでしょうか。

コロナにかからないこと・うつさないこと、それだけが私たちの生きる目的で、それだけが私たちの前に突きつけられたリスクなのでしょうか。

この感染症は未だ出口が見えません。

その出口が見えないまま、緊急事態宣言が発令されれば、私たちの生活の目的はこれまで以上に「コロナにかからないこと、うつさないこと」に集約され、生活のあれこれが不要不急の観点から整理される日々が続くことになるでしょう。

そうやって私たちがありふれた生活を諦め、これまでの生活の中では決して許されなかったことを許容し、遂にはその生活に慣れる。その時、私たちはそこで何を手放し、失うことになるのかも想像すべきではないかと思います。

未来が不確定な時、不安に駆られた私たちはより大きな声の統制を望みます。それは安心を与えてくれるかもしれませんが、その安心は思考停止と表裏一体です。

緊急事態宣言が明日にでも発令されるであろう今だからこそ、そしてそれを求める姿勢が人々の中にあるからこそ、「感染拡大を止める」という絶対的な正しさが覆い隠す事柄に目を向けるべきだと思うのです。


出口が見えないまま生活を諦め続けるのは「生きる」ことなのか?

――制限のその先も気になります。もし休業補償がドイツなどヨーロッパ並みに支払われるとして、夜の街が完全閉鎖することが続いたとしたら、日本の風景や文化はガラッと変わるでしょうね。

出口が見えているのであれば、危機を乗り越えるためにそのような対策は適切だと思います。ただ今回、出口についてはほとんど語られません。

3月の初めはこの1、2週間が山場と言われていましたが、それが今度は5月のはじめにまで伸び、生活にかかる制限はもっと増えました。

人が行く場所の営業を止めれば、感染の広がりは緩やかになるでしょう。けれども、戻したらまた広まるはずです。そうしたらまた生活を止めるのでしょうか。

今回のコロナ流行を見て連想してしまうのが、医療現場のフィールドワークを続ける中で看護師や介護士の方達から伺った、高齢者の身体拘束や経管栄養の話です。

転んで骨折をさせてはならない、いつも誰かがそばにいるわけにいかない、もし何かが起こったら責任を問われる。そういう理由から医療・介護従事者は高齢者の身体の自由を奪います。

誤嚥が起こると肺炎になる。スタッフの仕事量を考えると時間をかけた食事介助ができない。誤嚥が起こったら責任問題。そういう理由から、口からの食事が経管栄養に切り替えられます。

すると何が起こるのか。おぼつかないながらも歩けていた人が歩けなくなり、自分で食べることはできなくなり、本当に寝たきりになってしまう。出口の見えないまま、目先の安全・安心・効率を優先した結果の廃用症候群です。

そうやって寝たきりになった人は科学の力で確かに生きています。でもそれが「生きる」ことなのでしょうか？

生きるとはリスクを引き受けながら生活していくこと

多くの人が経済を止めても補償を出せば乗り切れると考えているようです。出口が見えていれば確かにそれで乗り切ることができるでしょう。

でも出口が見えないまま元気な人の生活を止め続け、結果、社会全体が「廃用症候群」のようになるリスクはないのでしょうか？

今、コロナというリスクが数値やグラフ、映像で日々可視化され、最悪の事態を想定し、最大のリスクヘッジをするよう私たちは求められています。

ですが逆に考えると、私たちは病原体に常にさらされており、例えば厚生労働省の一般向けのページによれば、インフルエンザの感染者数は国内で推定1000万人、死者は1万人、世界では25万人から50万人と言われています。

でもその事実を知っても、私たちは普段の生活を止めようとは思わない。なぜなら私たちはそのリスクをある程度回避しつつ、他方でそれがもたらす危険を受け入れて生きることを許容しているからです。

生きるということは、不測の事態とともに生活するということです。もちろんそれを甘んじて引き受ければいいというわけではない。それを避けるための努力をすべきです。でも最大限のリスクヘッジをした結果、社会が死んだら意味がありません。

排除される対象は、恣意的ではないか？

——とはいえ、座して感染症による死が増えるのを見ているわけにはいきません。やはり、防げる死は減らそうとする努力は必要では？

はい。確かにそうなのですが、私が注視しているのが、何が問題の原因として名指されるかということです。今回、コロナによるリスクを下げるため「良くないもの」として、たばこが指摘されていますね。

——私もたばこのリスクについては書きました。

今はたばこが悪の権化のように言われていて、実際私も非喫煙者でたばこの煙は苦手なのですが、だったらお酒の害だってあるでしょう、と思うわけです。

もしかしたら、たばこの害と同じぐらい、長時間労働だって体に悪いかもしれません。でも、それはこの社会では許容される。

「危ないもの」「やめたほうがいいもの」は、時代や社会背景に応じて選択的に指をさされる傾向があります。

今回、ずっと健康に対するリスクが言われていたたばこがコロナのリスクとしても挙げられているわけです。

他のメディアで、志村けんさんが亡くなった時、彼がヘビースモーカーであったことがことさら強調され、それが彼を死に追いやった理由であるかのように報道されたことが象徴的です。

――今回、夜の街への出入りもだめだと言われましたが、夜の街は私たちが羽目を外す非日常の場所ですよね。そこを居場所にする人もいる一方、危険視する人もいる場所です。

ある問題が立ち現れ、その原因が不確かであるにもかかわらず、何かが原因であると名指される時、その名指される主体は、名指す側にとって都合の悪いもの、排除したい存在である場合があります。

だからこそ、私たちは、何が名指され「ない」のかを見ておかなければいけません。

アンバランスなリスクの提示の仕方

——先ほどの「社会が死ぬ」という指摘はとても大事だと感じています。一時的な停止で終わらず、ずっと停止し続けなければいけないとすると、社会が様変わりするぐらいの影響がある。自粛している我々がそこまで見据えて協力しているかというと、そこまで考えてはいないですね。

少なくとも私の目から見ると、リスクの提示の仕方がアンバランスであるように見えます。繰り返しますが、感染症が増えることを放置すればいいと言っているわけではありません。そうではなくリスクが選択的に可視化され、他のリスクが見えなくなることの危険性を指摘しているわけです。

例えば、今は毎時間のように感染者数と死者数、その後の予測が数字とグラフで示され、ショッキングな医療崩壊の映像がメディアで報道され、私たちはこうなってはいけないと自粛を続けています。

でももしそれと同時に、このような社会状況を続けた結果の失業者数、それによって貧困に陥り生活に行き詰まって心身に不調を来たす人、自殺をする人の予想が示され、それも同様におどろおどろしい音楽とテロップ、センセーショナルな映像で日々可視化されたら私たちはどう思うのでしょうか。

私はこちらのリスクもコロナを恐れると同様の強度で考えられるべきだと思います。

そして双方のリスクを真剣に見るのなら、私たちが考えるべきはこの感染症のリスクをどう徹底的に避けるかではなく、どの程度引き受け、どう付き合うかということにシフトすると思います。

なぜ感染して謝るのか？ 「病気は自己責任」という思想

また、もう一つ気になっていることに「謝罪」の問題があります。

――「謝罪」の問題とは？

最近、感染をした人が謝るようになってきました。Jリーグの選手も「感染してしまって大変申し訳ありません」と言っていたし、京都産業大学でクラスターが出てしまって謝罪、ということもありましたね。

病気になるのはあなたが不運だったからではなく、あなたの自己管理に問題があったからだ、という考えが顕著になったのは20世紀の後半からで、その考えが今回の感染症にも見られています。

謝罪をされる方々は心から申し訳ないと思っていらっしゃるのだと思います。

でもそうやって謝罪が続くと、この感染症は誰もがかかる可能性を持った病気から、「自己管理の失敗」に姿を変えてゆくでしょう。私たちはなんでもかんでもコントロールできるわけではないという事実にこんな時だからこそ目を向けるべきです。

――院内感染が明らかになった医療機関も責められています。

例えば、高齢者が脱水で運ばれて処置をし、その後にコロナ感染がわかったとか、そういう状況は今やどこでもあり得ることです。その結果、院内に感染が広がったり、お亡くなりになってしまったりする人もいるかもしれません。

でも、その原因を管理の失敗に求めて安易に糾弾すると、行きすぎたリスクヘッジと過剰な自己責任論を呼びかねません。

リスクが可視化され、それがコントロール可能であるとみなされるとき、そこには必ず責任主体が現れます。

そして何か問題が起こると、その主体にそこまでの管理が可能だったのかの議論はそれほどされることなく、その主体の責任が問われ、糾弾の対象となるのです。今、社会ではそれが起こっています。

リスクと共に生きるとは、私たちがリスクに対しどのようなモラルを持つかの問題でもあります。

（2020年4月5日公開記事を改稿）

8 トンデモ数字に振り回されるな

——二木立さんに聞く終末期医療費にまつわる誤解

二木立　にき・りゅう

1947年生まれ。1972年、東京医科歯科大学医学部卒業。代々木病院リハビリテーション科科長・病棟医療部長、日本福祉大学教授・副学長、学長を経て現在、日本福祉大学名誉教授。著書に『保健・医療・福祉複合体』（医学書院）、『医療経済・政策学の視点と研究方法』『地域包括ケアと地域医療連携』『医療経済・政策学の探究』『コロナ危機後の医療・社会保障改革』（いずれも勁草書房）など多数。

「（高齢者に）『最後の一ヶ月間の延命治療はやめませんか？』と提案すればいい」
「超高齢社会で安楽死や延命治療の議論は避けては通れないはず」
「終末期医療の延命治療を保険適用外にするだけで話が終わるような気もする」

注目の若手論客、落合陽一さん、古市憲寿さんがこのような発言をした雑誌『文學界』2019年1月号の対談は、文春オンラインにも転載されて多くの批判を浴び、落合さんは一部内容を撤回するなどした。

この対談での発言を批判する論拠としてよく引用されたのが、医療経済学者で日本福祉大学名誉教授、二木立さんの論文だ。

二木さん自身はこの論争についてどう見ていたのか。そして、少子高齢化や高額薬剤による社会保障破綻論や、政府が打ち出している予防医療や健康寿命延伸による医療・介護費抑制策についてどう評価しているのだろうか？

「このままでは日本の医療や介護制度はもたないのではないか」という不安が日本を覆い、社会的弱者に不寛容な言葉が広がる中、歴史やデータを踏まえながら日本の医療や介護制度のあり方について聞いた。

繰り返される「終末期医療費が医療財政を圧迫する」という言説

――この対談は前からご存知でしたか？

当初、私は『文學界』も、論争のきっかけになった朝日新聞の文芸時評（※二人の対談を作家の磯崎憲一郎氏が批判）も読んでいませんでした。去年の年末から、この論争で私の論文が引用されていると、複数の人から連絡がきました。

私が連載している媒体からもこの論争について寄稿の依頼がありましたが、「あまりにも下品で、エビデンスに基づいていないから論評する価値もない」と断りました。朝日新聞で磯崎憲一郎さんが書いている通りです。

この想像力の欠如！　余命一ヵ月と宣告された命を前にしたとき、更に生き延びてくれるかもしれない一％の可能性に賭けずにはいられないのが人間なのだという想像力と、加えて身体性の欠如に絶望する。

（磯崎憲一郎「作家の生き様」朝日新聞・文芸時評より）

今回、致命的なのは、明らかな事実誤認があったことです。この論争がずっと続くなら批判も考えますが、収束するのではないかと言っていたら、ほぼ終了しましたね。その後、対談を読みました。

――おさらいさせてください。先生は、「終末期医療費は高額で、医療保険財政を圧迫している」という言説は誤りだと指摘しています。

高額医療費が医療保険や財政を破綻させるという主張は１９５０年代から繰り返されています。また終末期医療が医療費を圧迫するという言説も、１９９７年に広井良典氏らがまとめた『「福祉のターミナルケア」に関する調査研究事業報告書』から繰り返されており、特に、珍しいものではありません。

高名な経済学者である伊東光晴氏も著書『日本経済を問う』（岩波書店、２００６年）で「人

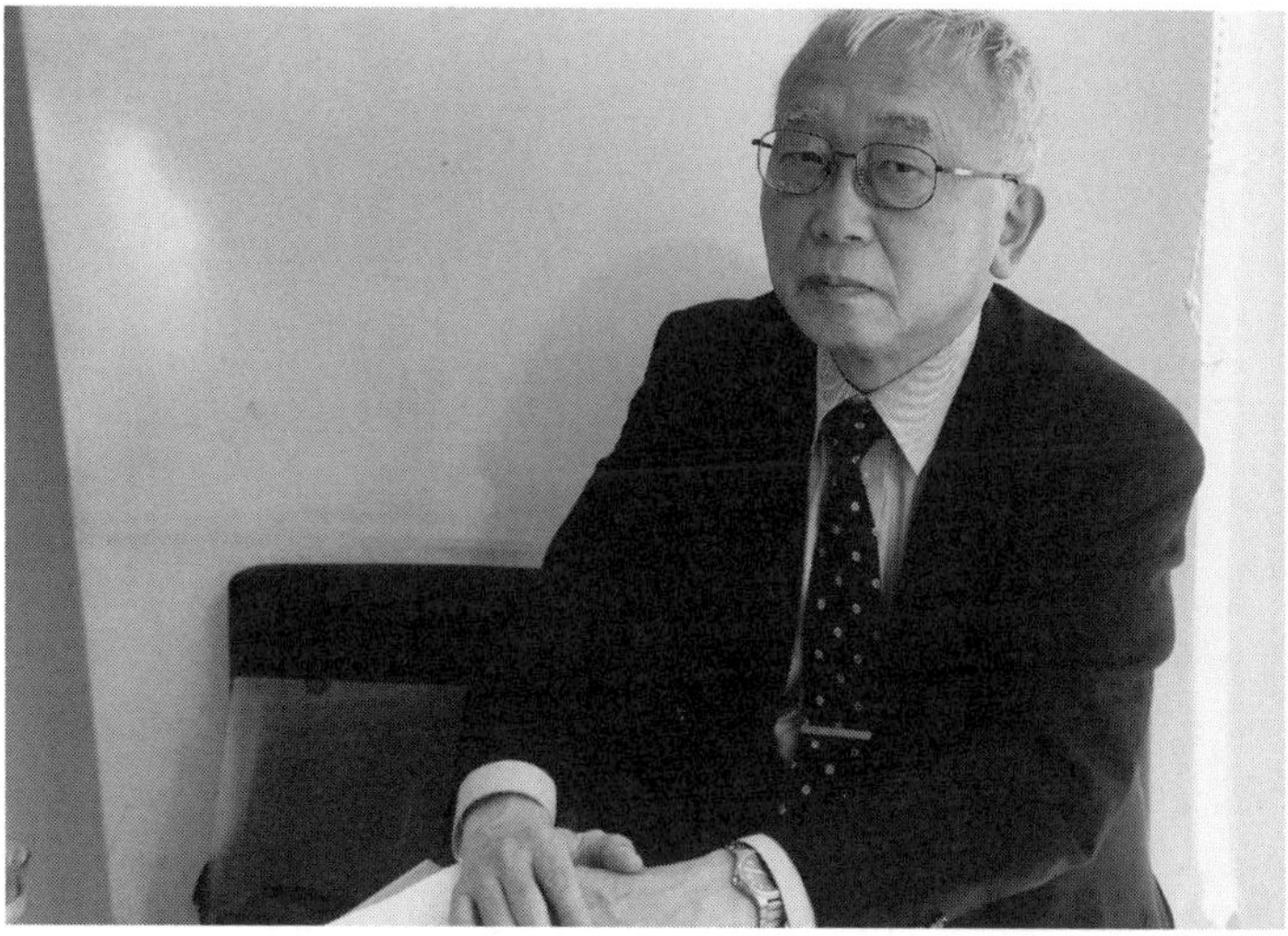

「下品で、エビデンスにも基づいていない対談なので、私が論評する価値はないと思っていた」と言う二木さん

間一生の医療費のうち、約半分が死の直前6か月のうちに費やされる」と書き、在宅医兼作家の久坂部羊氏も『日本人の死に時』(幻冬舎新書、2007年)で、「終末期医療費が全老人医療費の20%を占めるとか、国民1人が一生に使う医療費の約半分が、死の直前2か月に使われるという報告があります」と書いています。

いずれも、恣意的なデータの解釈がなされていたり、そのようなデータを示した実証研究はなかったりして、私は「トンデモ数字」だとして批判を繰り返してきました。

死亡前1ヵ月の医療費が医療費に占める割合はわずか3%

——実際には終末期医療の費用は医療費

全体の中でそれほど高くはないということですね。

「終末期医療費」の定義は様々ですが、「死亡前1年間の医療費」と最大限広くとらえた場合でさえ、日本の老人医療費の11％に過ぎないことが明らかにされています。府川哲夫氏らが1994年に「老人医療年齢階級別分析事業」のデータを分析して算出した数字です。

しかし、「死亡前1年間」を終末期とするのは、医療者や患者、家族の実感とは合わないでしょう。日本では2000年以降は、「死亡前1ヵ月」のデータが使われるようになっています。

医療経済研究機構が2000年に発表した報告書では、全死亡者の死亡前1ヵ月間の医療費は7859億円で国民医療費のわずか3・5％に過ぎないことが明らかにされました。

厚生労働省もきちんとデータを出しているのですよ。

厚労省保険局は2005年7月、2002年度の「終末期における医療費（死亡前1ヵ月間にかかった医療費）」は約9000億円と発表しました。同年度の「医科医療費」に占める割合は3・3％に過ぎません。

――「終末期医療費を保険適用外にする」とか、医療費抑制の文脈で安楽死を議論するインパクトはデータから見ても弱いということですね。

これは提案と言えるでしょうか？　思いつき、放言レベルでしょう？　しかも落合さんは撤回していますから、論評に値しないと思いますよ。彼らに比べると安倍首相（当時）の発言の方がずっとまともです。

安倍首相は、政権を奪還した後の2013年2月20日の参議院予算委員会で、野党の議員から終末期医療は無駄ではないかという趣旨の質問を受けて、「尊厳死は、極めて重い問題」と触れた上で、「大切なことは、これはいわば医療費との関連で考えないことだろう」とはっきり言っています。

私はこれに大賛成ですよ。

終末期医療について議論するのは大事だが……

——先生は、ご著書でも、「延命至上主義的な医療には疑問を持っている」としていますし、終末期の医療の見直しについて議論すること自体には反対していません。

今後、終末期や死亡前の医療、あるいは、患者を中心にどんな医療やケアを受けたいか医療者や家族と話し合う「アドバンス・ケア・プランニング（人生会議）」についてどうするかということは議論してなんの問題もないと思います。

しかし、医療費削減を目的とする終末期医療の見直しには賛成できませんし、終末期医療費が巨額だという主張も事実誤認だと度々指摘してきました。

終末期医療の大前提は、本人の意向を最大限に尊重し、強制はしないということです。

今回の論争で、わたしの論文も一部不十分な引用のされかたがありました。死亡前1ヵ月間の医療費は国民医療費の3％ですが、統計上、その中には救急救命を目的とした急性期医療も入っているのです。

だから結果的に心筋梗塞で死んじゃった、脳卒中で死んじゃったという人の治療費もその中には含まれています。だけど、そんな治療を普通、「終末期」とは言わないでしょう？

本来の意味での終末期、つまり、慢性疾患があって亡くなる、あるいはがんの末期でなくなった人に限定すると、国民医療費に占める割合はおそらく2％もないと思います。

――「3％」には、それまで健康だったのに、急に倒れて、命を救うために急性期の超濃厚医療をして、結果的に亡くなってしまったという人の医療費も入っているということですね。

脳卒中で死んだから高額な医療費がかかってしまったとか、心筋梗塞で死んだから医療費がかかって困るとは誰も言わないでしょう？　誰もが必要性を認めるような医療をカットすべきだとは言わないはずです。

それに、日本の高齢者の健康度は世界一なのですよ。

あとで詳しく述べますが、2016年に國頭英夫医師が「オプジーボ亡国論」、つまり、免疫チェックポイント阻害剤「オプジーボ」が保険適用された時、高額だから日本の財政破綻が確定的となると主張して話題になったことがありました。

問題は、國頭医師がその中で「75歳以上の患者には、すべての延命治療を禁止する。対症療法はこれまでと同じように、きちんと行う。これこそが公平で、人道的で、かつ現実的な解決法なのである」という主張をしたことです。

わたしも71歳だからもうすぐ75歳になりますが、介護保険との関係でいえば、75歳の要介護・要支援認定率は約3割です。これは一見すごく多いように見えますね。65〜74歳の前期高齢者の要介護率は約5％ですから。

ただ、裏返してみると、後期高齢者でも7割は健康なのですよ。少なくとも日常生活に不自由はないのです。要介護、要支援を受けていないのですから。

そういうお年寄りが、心筋梗塞や脳卒中になり、病院に運ばれた時に、「あなたは75歳以上ですから、キュア（治療）は必要ありません。ケアをします」ということが許されますか？

本人はもちろん、家族もそんなことは希望しないし、一般の人びとも、自分がそうなった時のことを考えると許せないでしょう。だから安倍首相の発言はすごく見識がありますよ。落合さん自身もこれについては反省していますね。

少し、議論に進歩も感じている

——こうした議論はなぜ繰り返されるのでしょう。

わたしからみると別に終末期医療の問題に限りません。医療・社会保障費の問題は、1回の論争で決着する方が例外で、「医療費、社会保障費亡国論」は1983年に当時の厚生省保険局長が唱えて以来、繰り返されていますよ。

ただわたしは以下の2点から、以前の論争よりも進歩していると感じます。

一つは、落合さんや古市さんの発言を支持する声がほとんどなかったことです。

例えば、以前、わたしが批判した2013年1月21日に麻生副総理が社会保障制度改革国民会議での発言を思い出しましょう。

「死にたい時に、死なせてもらわないと困っちゃうんですね。（中略）しかも、その金が政府のお金でやってもらうというのはますます寝覚めが悪い。さっさと死ねるようにしてもらわないと」

麻生氏は批判を受けてすぐに撤回しましたが、「重要な問題提起」「大切なテーマなのでタブーにすべきではない」という擁護論を唱えた人がたくさんいました。

私は麻生発言はその前段で述べた、次の主張も問題にすべきだと思っていました。

「現実問題として、今経費をどこで節減していくかと言えば、もう答えなんぞ多くの方が知っている。高額医療というものをかけて、その後、残存生命期間が何ヵ月だと、それにかかる金が月千何百万だ、1500万だっていうような現実を厚生労働省が一番よく知っているはずですよ」

——最近では2018年10月にも、「『自分で飲み倒して運動も全然しない人の医療費を、健康に努力している俺が払うのはあほらしい、やってられん』と言った先輩がいた。いいことを言うなと思って聞いていた」と発言していました。

前と同じでしょう。少なくとも安倍首相は公的には違う言い方をしています。麻生氏の放言癖はキリがないですね。

問題なのは、麻生氏に限らず、死亡前の医療費が高額であり、医療費増加の主因だから、カットしろと主張する人が少なくないことです。

元テレビアナウンサーの長谷川豊氏は２０１６年に、

「自業自得の人工透析患者なんて、全員実費負担にさせよ！　無理だと泣くならそのまま殺せ！　今のシステムは日本を亡ぼすだけだ!!」


と言って、あれも結構支持が多かったですよね。

しかし、今回の二人の対談は正面から支持する人はほとんどなく、なおかつ手前味噌ですけれども、二人への批判の多くがわたしの論文を引用していましたよね。データで論理的に批判がなされました。そういう意味であぁ、世の中は少し進歩していると思いましたよ。この論争に関してはね。

古市さんは財務省の友達と社会保障費について細かく検討したと話していますが、「経済産業省の友達」の間違いか、彼の意図的言い換えではないかと推察しています。

財務省の少なくともエリートにはこんな粗雑な発言をする人間はいません。このことは、先日、全国紙の財務省担当記者からも確認しました。

それに対して、経産省サイドの医療改革のスポークスマンになっている江崎禎英さんは、古市さんと同様に、「人生最後の１ヵ月で生涯医療費の50%を使う」等のトンデモ発言を繰り返しています。

古市氏は「長期的には『高齢者じゃなくて、現役世代に対する予防医療にお金を使おう』という流れになっていくはず」と続けていますが、このロジックは、ヘルスケア産業の振興を狙って予防医療の推進を唱える経産省のみが使っています。

これに対して、財務省は2018年10月9日の財政制度等審議会財政制度分科会で、「予防医療等による医療費や介護費の節減効果は定量的には明らかではなく、一部にはむしろ増大させるとの指摘もある」と述べています。

誰のどういう意図が反映されている発言なのか、注意しなくてはいけません。


「社会保障費の負担は心配するほど増大しない」


――落合、古市対談は、日本の財政悪化のツケを払わされる若い世代としての危機感から、「既得権益」を切り崩す形として高齢者医療費のカットを提案しているように見えます。そもそも、財政健全化のために、社会保障費をカットするという提案は、医療経済の視点から妥当なのでしょうか？

これが提案と言えるのでしょうか？

社会保障費水準というのは、対GDP（国内総生産）比で見るのが医療経済学の常識ですが、これが今後、急増しないことは、政府の公式推計でも確認されています。私も論文で論評しましたが、[*1]これは重い数字ですよ。

2018年5月21日に内閣官房、内閣府、財務省、厚生労働省が経済財政諮問会議に提出した「2040年を見据えた社会保障の将来見通し（議論の素材）」[*2]でどのように推計されているかご存じですか？

2040年度の社会保障給付費の対GDP比は「現状投影」でも23・8～24・1％、現在行われている諸改革がすべて計画通りに実現すると仮定しても23・8～24・0％となり、2018年度の21・5％と比べて、2・3～2・6ポイント高くなるだけと試算されています。最近も厚労省の鈴木俊彦事務次官が、『社会保険旬報』1月1日号の座談会で、「日本の社会保障給付費の対GDP比が2040年で24％という水準は、日本よりも高齢化率の低いフランスやスウェーデンが現在負担している水準よりも低いものであり、国民が負担できない水準ではない」とはっきり言っているのです。

同じ雑誌の1月11日号に収められた「第17回地方から考える『社会保障フォーラム』セミナー」では、厚労省の社会保障担当審議官の伊原和人さんが、次官よりもっとストレートに発言しています。

2040年に社会保障給付費（対GDP比）は1・1倍強になるというのは同じですが、もっとわかりやすい例として、健康保険の保険料の見通しでいうと、協会けんぽの負担が今は10％なのが2040年に11・5～11・8％になるんだよ、と言っているわけです。

ポイントでいうと、2ポイント増えるということです。この問題で大事なのは、社会保障費を誰が負担するかは別として、日本社会として負担できないレベルの増加かということです。その上で、次の段階では、じゃあどういう風に財源を確保するかという2段階で考えなくちゃいけないわけです。

――その増加分はどのように確保すべきだとお考えですか？

国民皆保険を維持するとしたら、保険料が半分ですね。租税は4割ぐらいです。よく租税イコール消費税と言われますが、これだけ消費税を上げるのに反対が多いことを考えると、私はもっと税を多様化すべきだと思います。

手前味噌ですけれども、これは日本医師会の医療政策会議でも合意を得ています。2018年4月、日本医師会の医療政策会議で報告書[*3]が出ています。

社会保険料が中心で、消費税はもちろん大事だけれども、税は多様化する必要があると、私の意見が全部入っています。

詳しくは、「国民皆保険制度の意義と財源選択をどう考えるか？」[*4]という論文で書きました。

国民皆保険の維持は日本社会が一体感を維持する最後の砦

この論文で強調したのは、「国民皆保険の維持」は、今や医療制度の枠を超え、日本社会の「安定性・統合性」を維持するための最後の砦となっているということです。日本は、こんなに格差社会になってしまいました。その中で、国民皆保険は日本社会の一体感を保つための最後の砦です。

今の世の中で、自民党から共産党まで唯一の合意があるのは国民皆保険の維持だけですよ。だから国民皆保険を解体したり、あるいは混合診療を全面解禁したりして、貧富の差で受けられる医療が変わったら、日本社会は底抜けしてしまいます。

――そういう意味でも、「最後の1ヵ月の医療費は保険外で」というのは不見識だとお考えなのですね。

ほかの人も既に指摘していますが、そもそも技術的に最後の1ヵ月なんて、誰にもわからないのです。

落合氏は、これに続けて「延命治療をして欲しい人は自分でお金を払えばいいし、子ども世代が延命を望むなら子ども世代が払えばいい」と発言しています。

私はこれを読んで、21世紀初頭の混合診療全面解禁論争の時に、当時、規制改革・民間開放推進会議議長で全面解禁論の急先鋒の宮内義彦氏が「金持ちでなくとも、高度医療を受けたければ、家を売ってでも受けるという選択をする人もいるでしょう」と言い放ったことを思い出しました。

この発言は、第二次大戦前に、農村部の小作農や都市部の貧困層でよく見られていた、重病人が出れば家どころか娘を売らなければ医療を受けられない、という悲劇を予防するために公的保険制度が導入された歴史を無視した暴言です。

当時、私が大学院の講義でこの発言を紹介したところ、韓国の留学生は異口同音に、「韓国だったらボコボコにされるか土下座なのに」と怒りを述べました。しかし、日本のマスコミはこの発言をほとんど報じませんでしたし、今回の落合発言への反応も鈍かったのも不思議でなりません。

高額薬剤費の影響は？　歴史から学べ

――免疫チェックポイント阻害薬「オプジーボ」など高額医薬品が増えることが医療費を圧迫するという議論もあります。今後、さらに高額な薬剤が承認される時にどこまで

保険で認めるかという議論が起こると思いますが、これまでの医療保険の仕組みは維持できるのでしょうか。

オプジーボが登場した時も同じことが言われたのです。先述したいわゆる「オプジーボ亡国論」です。

日本赤十字社医療センター化学療法科部長の國頭英夫医師が、オプジーボを受ける肺がん患者の医療費が年間3500万円で、適応のある患者5万人全員に投与された場合、年間1兆7500億円に達すると推計して、これをきっかけに「日本の財政破綻が確定的となり、〝第二のギリシャ〟になる」と主張したんです。

全国紙3紙が社説で取り上げ、毎日と産経と週刊新潮がこれをテーマに長期連載をやったほどの議論になりました。

タイトルもすごいですよ。毎日新聞は「たった一剤で国が滅ぶ」、産経は「一剤が国を滅ぼす」です。

私は研究者ですから、常に国際的視点と歴史的視点で検証するわけです。「国が滅ぶ」とまで言ったのは國頭氏が初めてでしたが、過去には「医療保険財政がもたない」と、2・5回議論が起こった歴史があります。

「結核医療費」と「透析医療費」と、あと0・5回はインターフェロンです。結核医療費は、抗生物質の進歩や普及、薬価引き下げで国民医療費に対する割合は急激に低下しました。

透析医療費も、1973年に高額療養費制度ができたことで患者負担が引き下げられ、透析医療費が保険で高い点数に設定されたため、1970年から10年間で患者数は38倍も激増したのです。

しかし、当時の厚生省が診療報酬改定で透析技術料や透析を行う装置「ダイアライザー」の価格設定を大幅に引き下げたことで、患者はその後も増えたものの国民医療費に対する割合は低下しました。

この二つの疾患の歴史を踏まえれば、オプジーボなどの高額医薬品の費用も、医療政策としてはコントロールが可能なのだと予測できます。

オプジーボは実際に国を滅ぼしたか?

――オプジーボも大幅に薬価が引き下げられましたね。

「オプジーボ」亡国論が、現実にはどうなったか見てみましょう。

「概算医療費」という統計があります。国民医療費は確定するのが遅いので、厚生労働省は、「概算医療費」という暫定の医療費の動向を2017年度まで出しています。

概算医療費は、大雑把に言うと、国民医療費から生活保護の医療費をのぞいたイメージです。国民医療費の98%ぐらいをカバーしている統計ですから、ほとんど国民医療費と伸び率は同じです。

この対前年伸び率を見ると、2014年度が1・8%、だいたい2%ぐらいだったのが、2015年度にはポーンと3・8%に上がったのです。

内訳を見ると、調剤の伸び率がなんと9・4%も上がったのです。これは新しいC型肝炎治療薬「ハーボニー」の影響です。さらにオプジーボが出てきたので、これからさらに上がるという議論になりました。

ところが、厚労省は2017年2月にオプジーボを半額にしたのを含めて薬価を一気に下げましたね。それで、2016年度の伸び率は、マイナス0・4%になったのですよ。調剤に関しては、マイナス4・8%ですよ。完全にチャラになったわけです。

そして、2017年度は、それぞれ、2・3%、2・9%です。完全にアンダーコントロールになりました。オプジーボはわずか4年で、薬価が4分の3も下げられました。適応もすごく厳しいです。病名だけ見れば、見かけ上の適応は拡大した。しかし、施設基準などが厳しいです。だからそれほど増えていません。

2018年度には薬価の抜本改革で、高い薬価の薬は四半期ごとに、売上高をチェックして、伸び率が高い場合は再算定することになりました。今までは2年ごとの見直しだったのです。

その餌食と言っては悪いですが、オプジーボは完全にコントロール下におかれました。

一人約3350万円となったCAR-T療法の影響は?

――承認されたばかりの国内初の「CAR-T細胞療法」の「キムリア」の薬価は一人当たり約3350万円となりました。今度こそ、医療財政はもたなくなるのではないかと懸念されています。

もちろん、これからもたくさんいろんな高額薬剤が出てくるでしょう。「今度は違う」というも言われるのです。

だいたい私の経験では、「This time is different(今度こそ違う)」と言うのは、不勉強だけれども、傲慢な人の常套句ですよ。

例えば、「キムリア」だったら、アメリカだと、治療に反応があった場合だけ支払いを求める成功報酬が導入されていますよね。だからいろんなやり方があると思います。

調べてみましたが、キムリアが適応になる日本の患者数は、急性リンパ性白血病(ALL)で5000人、びまん性大細胞型B細胞リンパ腫(DLBCL)で2万1000人。ずっと限定されます。オプジーボのように適用拡大はあまり考えられないし、厳しく適用制限するはずです。しかも、基本は1回だけの治療です。

そして、当然技術進歩が進めば薬価も下がります。人件費は下がらないですが、物件費はいくらでも下がる。

これまでの経験に基づけば、今後、新医薬品・医療技術価格の適正な値付けと適正利用を推進すれば、技術進歩と国民皆保険制度は両立できるということが国際的、歴史的結論でしょう。国際的に見ても、技術進歩による医療費増加で、医療保険が破綻した国はないんですよ。歴史や国際的な視点を踏まえて、議論すべきです。

「予防医療」へのインセンティブ強化策を打ち出した安倍首相

――「予防医療」や「健康寿命の延伸」が一般レベルでも叫ばれることが増えました。国も予防医療に力を入れる方針を示していますが、これについてはどうお考えですか？


安倍首相は、2018年9月以降、「全世代型社会保障改革」について、予防医療や健康寿命増進に焦点を当てる姿勢を明らかにしています。

たとえば、この年9月20日のテレビインタビューでは、財政のために国民の負担を増やしていくという考え方を批判し、「医療保険においても、しっかりと予防にインセンティブを置いていく、健康にインセンティブを置いていくことによって、結局、医療費が削減されていくという方向もあります」と述べています。

首相の指示を受けて、厚生労働省はその翌月の10月22日に「2040年を展望した社会保障・働き方改革本部」を設置し、「健康寿命延伸タスクフォース」など四つのプロジェクトチームを設けました。

この日の午後に行われた「未来投資会議」では、「全世代型社会保障へ向けた改革」での「疾病・介護予防の進め方」について議論され、「インセンティブ措置の強化」を進めることを表明しました。

私は、生活の質を上げるために予防医療を重視し、健康寿命延伸を目指すことは賛成です。しかし、そのために国民への強制やペナルティを伴うことがあってはならないと思います。インセンティブが強化されれば、それが事実上の強制やペナルティになり、結果的に「生活習慣病」などの患者の差別や排除につながりかねません。

さらに、予防医療で医療費や介護費を抑制できるという主張には強い疑問を持っています。

予防や長生きをしたら医療費は増える可能性がある

——先生は40年前に、「成人病・慢性疾患については、経済学的にみて『予防は治療に勝る』

とは必ずしもいえない」と述べ、予防や早期発見、早期治療でかえって医療費が増える可能性があると指摘しています。一方で、1985年に脳卒中の早期リハビリで、医療費が削減される可能性があるという研究も残しています。

私は医学的効果と医療費削減は常に区別しています。1985年の論文は、当時勤務していた代々木病院での脳卒中早期リハビリテーションの実績に基づいて、経済効果を試算したものです。

この研究は、脳卒中患者が急性期治療と並行してリハビリテーションを受けて平均1・5～2ヵ月入院後に退院する場合を、120日間一般病院に入院し続ける場合と比べると、19～48%の費用削減効果が可能なことを理論的に明らかにしたものです。

しかし、その論文でも、リハビリテーションを受け持ってくれる施設との連携が現実には難しい等、五つの制約条件をあげて、本研究で「明らかにした施設間連携による経済的効果も全国的に実現することは、現状では困難である」と結論づけました。

さらに、2006年に脳卒中のリハビリを適切に行った場合の医療費抑制効果は短期的にのみ言えることであり、長期的には累積医療費は増加する、とはっきり訂正しているのです。

その患者が初回の発作ならいいのですよ。そして、1年ぐらいなら経済効果もあるかもしれません。しかし、その人は残念ながらかなりの確率で再発します。良くなると長生きをするけれど、それで医療費も増えるのです。

だから、極端な言い方をすれば、医療費抑制だけ考えるなら治療しないのが一番いいのです。

しかし、こんなことは誰も主張しないでしょう。リハビリをやったら命が長引くだけでなくて、再発や3回目もあるし、他の病気にもなります。だから、長期的にみると医療費は増えるのではないかと思うようになったのです。

予防で医療費や介護費が減るという研究もあるが？

予防医療の医療費抑制効果については財務省も疑問視しています。

昨年10月9日の財政制度等審議会財政制度分科会の資料「社会保障について」では、「予防医療等による医療費や介護費の節減効果は定量的に明らかではなく、一部にはむしろ増大させるとの指摘もある」としています。

財務省が根拠とした研究は、医療経済を専門とする康永秀生・東大医学部教授らの文献です。

康永氏は、元論文で以下のように述べています。

「これまでの医療経済学の多くの研究によって、予防医療による医療費削減効果には限界があることが明らかにされています」

「それどころか大半の予防医療は、長期的にはむしろ医療費や介護費を増大させる可能性があります。そのことは医療経済学の専門家の間では共通の認識です」

――それでも国が予防医療によって医療費削減につながるとする根拠は何でしょうか？

公にされている資料を見ると、経済産業省の主導でこの方針が進められています。2018年4月に開かれた第7回「次世代ヘルスケア産業協議会」の資料では[*5]、「予防・健康管理への重点化」によって、高齢者の医療費が半分以下に減少するという図（次頁）が示されています。経産省が予防医療の推進で生涯医療費や介護費が減少するという試算の根拠として挙げている研究者の報告を見てみると、「介入にかかったコスト」が計算されていませんし、モデル事業の成功事例が全国に広げられた場合の効果の縮小傾向が考慮されていません。

――しかし、病気や介護状態が予防できて、健康寿命が延びれば、働き続けられる期間も長くなるでしょうし、家族が介護に取られることも減るでしょう。医療費以外の経済的なプラス効果もあるのではないでしょうか？

「次世代ヘルスケア産業協議会」の同じ資料で、「高齢者の健康状態が向上すれば間接的なイ

次世代ヘルスケア産業の創出に向けたコンセプト

- 公的保険外の予防・健康管理サービスの活用を通じて、生活習慣の改善や受診勧奨等を促すことにより、『**国民の健康寿命の延伸**』と『**新産業の創出**』を同時に達成し、『**あるべき医療費・介護費の実現**』につなげる。
- 具体的には、①生活習慣病等に関して、『重症化した後の治療』から『**予防や早期診断・早期治療**』に**重点化**するとともに、②地域包括ケアシステムと連携した事業（**介護予防・生活支援等**）に取り組む。
- また、地域において**人口減少と医療・介護費増大**が進む中、①高齢化に伴う地域の多様な健康ニーズの充足、②農業・観光等の地域産業やスポーツ関連産業等との連携による新産業創出、③産業創出に向けた基盤の整備を実施することにより、『**経済活性化**』と『**あるべき医療費・介護費の実現**』につなげる。

【予防・健康管理への重点化】

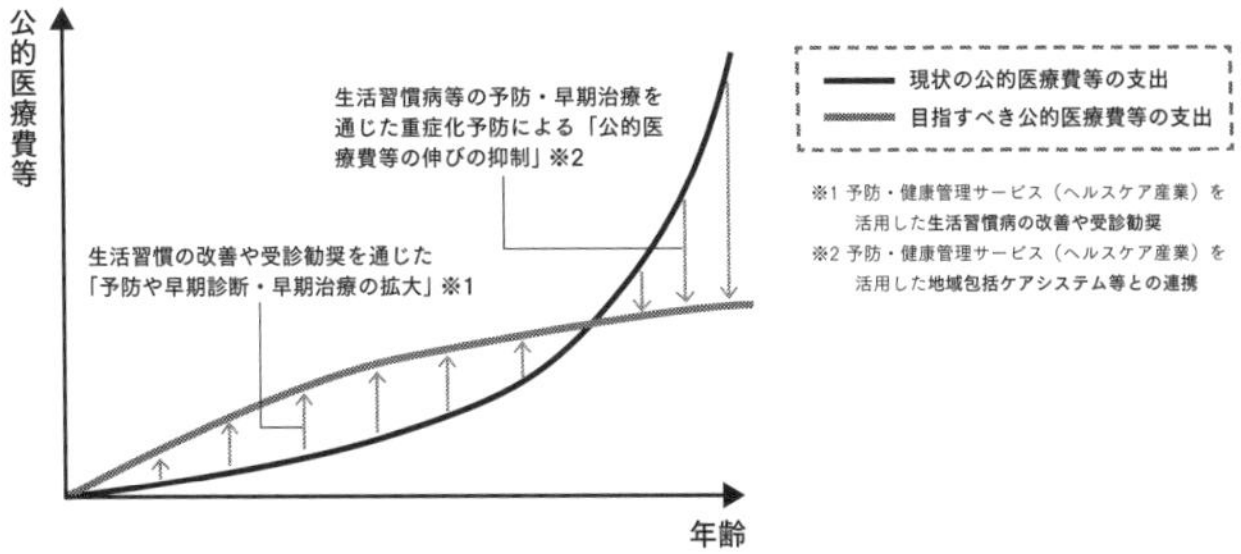

【地域に根ざしたヘルスケア産業の創出】

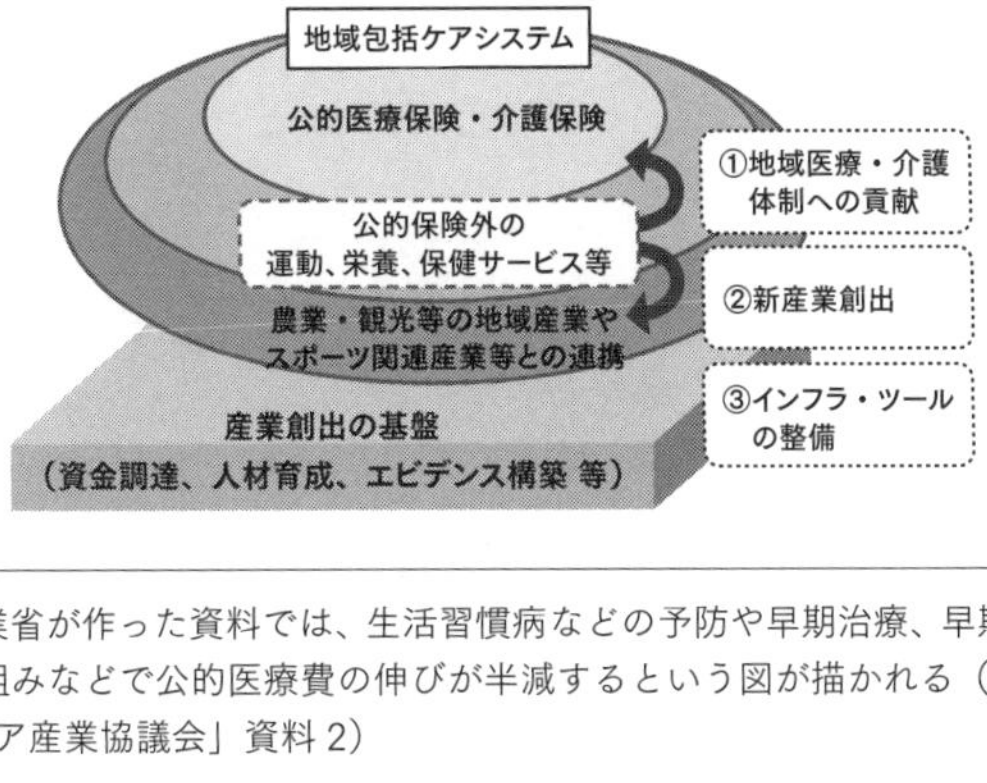

事務局の経済産業省が作った資料では、生活習慣病などの予防や早期治療、早期診断、介護予防の取り組みなどで公的医療費の伸びが半減するという図が描かれる（第７回「次世代ヘルスケア産業協議会」資料２）

ンパクトとして、労働力と消費の拡大が見込まれる（最大840万人、年1・8兆円）」と試算しています（次頁図）。

しかし、これは65歳から74歳の高齢者が現役並みに働けて、75歳以上の高齢者が前期高齢者並みに働けると仮定した場合の試算です。前期高齢者は今の2倍、後期高齢者は今の4倍働くという前提です。

それで生活機能全般が衰える「フレイル」予防と認知症を予防することで、介護費用の抑制効果は3・2兆円としています。

――先生だったら現役世代よりも働けそうですけれども。

個人のレベルでできる人がいても、国民全体ができっこないですよ。こういう数字を平気で出すのはインチキです。

健康は義務ではない　不健康な人の生存権を侵すな

――医療費や介護費用の抑制に結びつかなかったとしても、病気を予防したり、要介護状態になるのを先送りできたりすることは本人にとって幸せなことですよね。予防医療

予防の投資効果（医療費・介護費、労働力、消費）について（試算結果概要）

- 国民の健康状態が動態的に変化する（例:X歳のがん発生率:a%（2000年）→b%（2020年）ことを前提とした新たな分析（内閣府ImPACTプロジェクト東京大学橋本英樹教授）を活用。各疾患分野における予防対策を行った場合の60歳以上の医療費・介護費を試算（下記）。
- これに加えて、高齢者の健康度が向上すれば、間接的なインパクトとして、労働力と消費の拡大が見込まれる。（最大840万人、1.8兆円/年（2025年）拡大）（粗試算）※1）。

予防を行った場合の2034年の60歳以上の医療費・介護費※2への影響

	試算結果
生活習慣病（一次予防）	130億円↓（医療費）
生活習慣病（二次・三次予防）	620億円↓（医療費）
がん（一次予防）	360億円↑（医療費）※3
フレイル・認知症（一次予防）	320億円↓（医療費）+ 3.2兆円↓（介護費）

※1 労働力・消費の出典:「経済産業省平成27年政策評価事業（日本経済の中長期な変革とリスクに関する調査）」65-74歳の高齢者が現役世代並みに働け、75歳以上の高齢者が65~74歳並みに働けると仮定した場合
※2 介護費については、フレイル・認知症の一次予防を行った場合について、試算を実施
※3 がん一次予防は2034年でがん患者を約4万人程度減少させるが、その他疾患に関連した医療費が増加するため、全体としては増加

（参考）現状維持した際の60歳以上の医療費・介護費の推計結果
医療費:2013年:約19.5兆円 → 2022年:約20.8兆円 → 2034年:約21.5兆円 → 2046年:約20.0兆円
介護費:2013年:約9.6兆円 → 2022年:約12.5兆円 → 2034年:約14.5兆円 → 2046年:約13.8兆円
- 医療費・介護費の将来推計は、インフレや技術高度化による増加要因（医療費では過去年1~3%程度で推移）は含まない前提。仮に年率2%で増加した場合、20年後には約1.5倍に増加。

フレイルや認知症の予防で介護費は 3.2 兆円減らせるという試算がなされている（第 7 回「次世代ヘルスケア産業協議会」資料 2）

や介護予防を国が推進すること自体は問題ないのでは？

私がもっとも強調したいのは、予防医療の強調がポピュリズム、人気取りの政策になっていて、本当に向き合うべき問題から目をそらしていないかということです。

予防医療に取り組めば、医療・介護費が下がると言っているわけですが、そうすると負担増について考えなくてもよくなります。本来だったら、社会保障・税一体改革が２０２５年にほぼ終わるわけですから、次の時代に向けて負担増を検討しないといけない。

しかし、予防を一生懸命やれば、費用を増やさなくても済むという考えに、現政権は飛びついたわけです。このような政策を、権丈善一慶應義塾大学教授は『中央公論』２０１９年１月号の論文で、「ポピュリズム医療政策」と呼んでおり、私も同感です。

社会保障の産業化で、経産省は省益拡大と公的保険サービスの企業サービスを推進しようとしています。介護予防による介護費用削減の根拠として挙げられている千葉大の近藤克則先生の研究を私は高く評価しています。

愛知県武豊町で、地域住民がボランティアで高齢者のサロン活動を運営した事業は、リスクのある人だけでなく、集団全体を対象としたポピュレーションアプローチです。そこにいるだけで、意識せずにいつの間にか健康になっているというやり方です。

しかし、これは全国最先端の「モデル事業」とも言え、その結果をそのまま全国に当てはめることはできません。

経産省が目指しているのは、インセンティブによる個人アプローチで、このままでは自己責任論が強まってしまう恐れがあります。

健康は義務ではないのです。権利です。健康は義務だという考え方はナチズムと通じるものがあります。

突き詰めると、「健康寿命」という概念は、認知症や重度の障害者、病気を持っている「健康ではない個人」の生存権を侵害する危険があります。


——病気や介護状態を予防することを強調し過ぎると、病気や要介護状態であることが非常に悪いことのように見られ、スティグマ（負のレッテル）が強化されてしまうということですね。


「生活習慣病」にならないように、認知症にならないように国によって個人へのインセンティブが強化されたら、「生活習慣病」になった人、認知症になった人が差別、排除される危険があることも考えなくてはいけません。

私がこのことを危惧するのは、経産省、厚労省の文書から、『生活習慣病』は個人の不健康な生活に責任や問題があるからだ」という暗黙の了解が透けて見えるからです。しかし、「生活習慣病」は、遺伝的な要因や社会的な要因など、個人の責任に帰すことのできない複数の要因が複雑に絡み合って起きるものです。

このことは、「生活習慣病」という用語を提唱した1996年の公衆衛生審議会「意見具申」も指摘し、以下のように注意喚起しています。

「但し、疾病の発症には、『生活習慣要因』のみならず『遺伝要因』、『外部環境要因』など個人の責任に帰することのできない複数の要因が関与していることから、『病気になったのは個人の責任』といった疾患や患者に対する差別や偏見が生まれるおそれがあるという点に配慮する必要がある」

私は2017年から、病気が自己責任と誤認させる「生活習慣病」という用語の見直しを検討すべきであると主張し、とりあえずは「生活習慣関連病」への変更が現実的と判断しています。このインタビューでも「生活習慣病」と、常にカッコを付けて表現したのはそのためです。

健康を自己責任論に追いやる政策は、常に警戒しなければなりません。

（2019年1月25、26、27日公開記事を改稿）

参考文献

＊1 https://www.inhcc.org/jp/research/news/niki/20180801-niki-no169.html

＊2 https://www.mhlw.go.jp/file/06-Seisakujouhou-12600000-Seisakutoukatsukan/0000207399.pdf

＊3 https://www.med.or.jp/dl-med/nichikara/isei/isei29.pdf

＊4 https://www.jmedj.co.jp/journal/paper/detail.php?id=9675

＊5 https://www.meti.go.jp/committee/kenkyukai/shoujo/jisedai_healthcare/pdf/007_02_00.pdf

Ⅳ部

医療の前線を歩く

9　ＨＰＶワクチン接種後の体調不良を振り返る

——不安を煽る人たちに翻弄されて

日本で年間約1万1000人がかかり、約3000人が命を落とす子宮頸がん。かつては高齢者の病だったのに、今では30~40代が罹患率のピークと若年化が進んだ。子育て世代を襲うがんであることから「マザーキラー」という名前でも呼ばれている。

この子宮頸がんの原因となるヒトパピローマウイルス（HPV）への感染を防ぐのがHPVワクチンだ。性的な接触で感染するウイルスのため、セックスを始める前にうつのが効果的だ。日本では小学校6年生から高校1年生の女子を対象に、2013年4月から公費でうてる定期接種にしている。

だが、接種後に体調不良を訴える声が相次ぎ、マスメディアがそれを薬害であるかのようにセンセーショナルに報道したことで、ワクチンへの不安が社会に広がった。定期接種にしたわずか2ヵ月後の同年6月に厚生労働省は、対象者にお知らせを送る「積極的勧奨」を一時停止するよう自治体に求める通知を出した。

被害を訴える人の一部は国やワクチンメーカーを相手に訴訟も起こし、それがさらに不安を増強した。個別にお知らせが届かないため、自分が対象者であることさえ知らずに接種する機会を逃した女子もたくさんいる。70％近くあった接種率は1％未満に激減した。

もちろんどんなワクチンであっても、狙った効果とは違う望ましくない「副反応」が起きることがある。だが、HPVワクチンは危険なワクチンではないことが、今では国内外の研究で裏付けられている。

体の痛みやだるさ、生理不順などこのワクチン接種後に訴えられている症状の多くは、ワクチンをうっていない人でも同様に見られることが名古屋市の女性3万人の回答を分析した名古屋スタディや[*1]、厚生労働省研究班の祖父江班の調査でも明らかになった[*2]。デンマークや韓国でも同様の報告がある。

ワクチンへの不安や注射の痛みが症状を引き起こすきっかけになった可能性はあるが、薬の成分が原因であるとは考えにくいというのが、国内外の医学界での共通認識だ。WHO（世界保健機関）も、ワクチン接種への不安や痛み、SNSなどによるストレスで症状が現れる「Immunization stress-related responses（予防接種によるストレスに関する反応）」を提唱している。

しかも元々この年代の女子はこうした症状を起こしやすいこともわかっている。

定期接種の対象となった小学6年生から高校1年生は急速に発達する第二次性徴期とも重なって心身が不安定になることも多い。精神的に未熟なこの頃は、ストレスを自覚したりうまく対処したりすることが難しく、その葛藤が身体の症状として現れることがある。検査などで異常はみられないのに身体症状が出て生活に支障が生じる「身体表現性障害」や「転換性障害」などと呼ばれる状態だ。自律神経系が不安定になり、立ちくらみやだるさ、朝なかなか起きられないなどの症状が出る「起立性調節障害」もこの年代によく見られる。

HPVワクチン接種後に訴えられている体調不良の多くは、このような症状ではないかとも言われている。こうした症状はHPVワクチンが登場する前から思春期に多く見られてきた。

ただ、ワクチンの成分のせいでなくても、実際に苦しんでいる女性たちがいるのは事実だ。医療政策は科学的な根拠やデータをもとに決められるべきだが、それを突きつけるだけでは不安を抱いている個人の心には届かないこともまた私は痛感してきた。

だからこそ、HPVワクチン接種後の体調不良に苦しみ、その後、回復したさくらさんと母親のともこさん（いずれも仮名）にインタビューした。

厚労省は2021年11月、8年半ぶりに積極的勧奨を再開する通知を出した。この間に、うち逃した9学年についても、無料接種の再チャンスを与える「キャッチアップ接種」も始まった。全国の自治体の多くは2022年4月から、本格的に対象者へのお知らせを再開している。

だが、急に国の方針が変わったからといって、すぐにこのワクチンへの信頼が取り戻せるわけではないだろう。このワクチンへの不安を和らげるために何ができるのか。ＨＰＶワクチン騒動に巻き込まれた親子の声に耳をすませながら、ヒントを探りたい。

※記事に登場するカイロプラクティックは代替療法であり、科学的に効果が証明された治療法ではない。この治療法を推奨はしないが、患者の気持ちを否定しない対応の大切さや、患者と医療者のコミュニケーションのあり方を考えるために紹介している。

だるさ、眠気、体の痛み……次々に出てきた症状

まず、ＨＰＶワクチン接種後に体調不良を経験し、そこから回復した当事者のさくらさん（25）に自分の身に起きたことを振り返ってもらった。さくらさんは、その後、小学校の教師となり、「自分と同じ思いをする子どもが減るように」と取材に応じてくれた。

＊＊＊

ワクチンは中学2年から3年にかけて2回うちました。転校してきたばかりでクラスの友達がみんな受けているのを知り、焦って母に「うちたい」と訴えて、近所のクリニックに行った

のです。

2回目の直後に、注射をうったところが腫れて強く痛みましたが、お医者さんからは「よくあることだよ」と言われました。そのうち治まり、3回目はうたないことにしました。

それからしばらく普通に過ごし、2回目の注射から約1年経った高校1年の春頃、だるさや眠気で学校に行けなくなりました。心療内科で抗不安薬やADHD（注意欠如・多動症）の薬を処方されましたが、眠気が悪化したり、視界がぼやけたりしたので、怖くなって飲むのをやめました。

その後も両手の薬指が腫れたり、首に激痛が出たりして、体が動かせないほどになりました。両足の指も腫れ、不整脈も出たのに、血液検査や心電図検査をしても原因がわかりません。イライラして家族や友達とも話さなくなったり、そのうち学校の中でも迷子になったり、倒れたりするようになりました。

心配した母がインターネットでいろいろと検索しました。HPVワクチンをうった女の子たちが同じような症状を訴えているという情報にたどり着き、子宮頸がんワクチン被害者連絡会に連絡しました。すると、事務局の人にすぐに「それはワクチンの副反応ですよ」と言われたのです。当時はやっと原因が見つかったと思い、私も母もとてもホッとしました。

ところが、ワクチンをうったクリニックで診断書を書いてもらおうとしたところ、先生はろくに話も聞かずに「ワクチンが原因なんてありえない」と取り合ってもくれません。腹が立って仕方がありませんでした。私が苦しんでいる症状さえ聞いてくれなかったのです。そのうち腰も痛くなり、整形外科にも通い始めました。

耳を傾け、「治るよ」と言ってくれた先生

高校2年生になる前の春休みに、被害者連絡会に紹介してもらったカイロプラクティックに行きました。その先生は、私の話をじっくり聞いてくれて、「ワクチンのせいかもしれないね。治るから心配しなくていいよ」と言ってくれました。

その言葉を聞いてとても安心したのを覚えています。それまで通った医療機関ではどの先生もろくに話を聞いてくれませんでした。でも、この先生は私の言うことを否定せずに受け止めてくれて、「治るんだ」と希望を持つことができました。行きは歩くのも休み休みだったのに、施術を受けた帰りはスタスタ歩けるようになりました。

その後1年ほど施術を受けて、先生の指導を受け、3年生の夏頃にはすっかり良くなりました。受験勉強にも集中できるようになり、現役で大学の教育学部に合格し、地元を離れて進学しました。小学校の先生を目指して学びました。

今振り返るとあの症状は……

今は元気に過ごしています。たまに頭痛があったり、運動した後に体が痛くなったりすることもありますが、ワクチンと結びつけることはもうありません。生理不順もありましたが、婦人科に通って低用量ピルを処方されたら良くなりました。

国は心理的・社会的な要因が影響している「機能性身体症状（心身の反応）[*3]」と言っているそうですが、正直、私の症状もそういうことなのだろうと思います。ワクチンをきっかけに心因性の症状が現れたという感じです。治った頃、カイロの先生から「心因性の症状だったのだろう」と言われて納得しました。

私の場合は母をはじめ、周りが心配性の人ばかりでした。症状のひどい子についてずっと話を聞かされて、女の子がけいれんしているような動画もスマホやニュース映像で見せられることがありました。自分も今後ああなるのではないかと不安で不安で、どんどん新しい症状が出てきました。

私の場合、最初は痛みだけだったのです。でも「あなたが最近感情の起伏が激しいのも、実はワクチンのせいじゃないの？　そういう子が他にいるんだって」と母から言い聞かされると、ああそうなんだと思って、自分の感情を過度に気にするようになっていきました。

他の症状についても、母から「ワクチンをうつと、こういう症状もあるんだって」と言われると、今まで気づいていなかったのに気になって、酷くなっていったように思います。

ただ、強い症状を訴えている子の中には、薬液の成分も影響があった子がいるのではないでしょうか。症状を訴えている全ての子を一括りに「心身の反応」とするのは無理があると思います。国がその解明をしていくことはワクチンへの不安を取り除くためにも必要でしょう。

あくまでも私の場合は、心因性の可能性が強いと思っているのです。

家族の不和というストレス

振り返ると、私は小さい頃から、家族関係がストレスの根底にありました。それが大きな原因だったと今では思っています。ワクチン接種がきっかけではあるけれど、成分が関係しているとはあまり思っていません。

父母は私が中学校に上がる頃から互いに無関心で、家の中でも他人のように接していました。いつも目を見ずに会話するのです。父がお土産を買ってきても、母は「いらない。そこに置いておいて」とほとんど無視する。

私がワクチン接種の後に体調を崩している時、父はほとんど関心がないように見えました。積極的に調べたりもしないし、病院についてきてくれたりもなかった。母ばかり心配して関わって、「私ばっかり大変な思いをしている」と不満に思っていたようです。

父はお父さんというより、たまに来る親戚のおじちゃんのように思っていました。家の中にいるだけで、家庭内が不安定になるので落ち着きません。大学時代、私が滅多に実家に帰省しなかったのも、そういう空気に触れたくなかったからです。

昔のビデオを見る限り、そんなに仲は悪くなかったのです。小学生の頃、父の仕事の関係で家族で引っ越した先がすごく広い家だったので滅多に顔を合わせなくなりました。父はますます仕事に没頭するようになり、家族で過ごす時間が少なくなりました。私はそれが家族仲が悪くなったきっかけだと思っていました。

ただ、大学進学から一人暮らしを始め、社会人にもなって様々な人の価値観に触れるうちにものの見方が変わり、家族のことも客観的に見られるようになってきました。私が今住んでいる県の隣の県に住む父ともよく会って話すようになり、父も私もカメラが好きなので、写真を撮りに二人で旅行に行ったりもします。そうしていくうちに、母の見方を通じて感じていた父親像とは別の姿が見えるようになりました。

父も父なりに育児に関わりたかったようですが、言葉が足りないこともあって母に意見を受け入れてもらえない寂しさがあった。母から聞いていた説明と、父から聞く説明は食い違っているところも多いのです。父も父で苦しかったのだと思います。

母から離れ、一人立ちして、両親と改めて接する中で、父一人が悪かったのではなく、両親の不仲はお互い様のところがあったのだ、と気づきました。

家庭の影響　母もまたそういう長女だった

人間関係への不安や家庭環境の影響はすごく自覚しています。

私が体調を崩した時に余計、父と母の間に亀裂が入った、両親の仲をさらに悪くしてしまったという罪悪感が残っています。

当時、父は心配しているように見えませんでした。母は、父の分まで心配し過ぎて、そこまで思いつめたら母の方が壊れてしまうのではないかとこちらが不安になるほどでした。

母は父を許せず、私の目の前で父の悪口ばかり言っていました。そういうことも私はつらかった。母は普通の家庭なら夫に相談することを長女である私に全部言うようになりました。妹の学校の相談事も愚痴も、全部私に降りかかってくる。本当は私が甘える立場なのに、関係が逆転していました。

高校の頃、本当に親子関係に悩んだことがあってスクールカウンセラーに相談したことがあります。「あなたはまだ心は子どもなのだから、そんなに急いで大人にならなくていいのよ」と言われてホッとしたことがあります。

また、母は長女の私にすごく厳しかった。妹や弟は甘やかしているのに、なぜ私には厳しかったのだろうと今も解消しきれていない思いがあります。

ただ、それは母がかつて育った家庭環境の問題も影響しているのではないかと思います。母も長女で、私から見たら祖父母である両親から厳しく育てられていました。完璧主義者の両親に期待をかけられてギクシャクして、今もプレッシャーを感じているようです。

母は私と同じ立場なのだな、かわいそうだなと思うところがあるのです。

私は大学進学によって実家とは別の県で一人暮らしを始めて家族と距離をとったことで、ストレスがかなり軽減されました。楽になったのですが、なぜか逆に母に自分のことを報告しなければならないのではないかという心理が働いて、母離れができていない自分を感じていました。母の干渉を嫌いながら、依存もしていたのです。

自分で自分のことを決めていく力をつけることが私には必要なのだろうと思っていました。

冷めきった家庭しか見てこなかったので、私は恋愛もできないと思っていました。でも、家から出て人間関係が広がり、お付き合いする人もできました。同じ教師のパートナーと結婚する予定です。

ワクチン接種後　どうしたらよかったのか

私の体調不良は、家庭内のストレスが影響したのだと思いますが、ワクチンが引き金になったことは間違いないでしょう。私はとても影響を受けやすく、「ワクチンのせいじゃないの?」

という周りの声にかなり洗脳されました。自分の心の持ちよう次第では悪化を防げたのにと思います。

最終的に回復するきっかけになったカイロの先生は「治るよ」しか言わなかった。治るために、まず不安を払拭することが必要だったのだと思います。

逆にそうした不安要素がなかったら、もっと早く治ったのにとも思うのです。

ワクチンをうったクリニックの先生からは、「そんなのあり得ないです」と叱りつけられました。怖くて相談できる人ではなかったし、自分が嘘をついているように見られていると思うと腹が立ちました。そういう対応も、症状を悪化させる原因になっているのではないかと思います。

もし私があの時、「HANS」(HPVワクチン関連神経免疫異常症候群。※筆者注・HPVワクチンの成分が神経や免疫系に影響を及ぼすとする薬害仮説。日本の一部の医師が主張している が証明されていない)と診断されていたら、完全に信じ切っていたと思います。たぶん、今悪化して苦しんでいる女の子の中にも、そういう診断の影響を受けている子が少なからずいると思うのです。

本当にワクチンの副反応の子もいると思いますが、ワクチンの成分のせいだという診断に引きずられて悪化する子が一定数いると思います。

ひどい症状のある子はメディアにも出て、周りから注目されて、「どんな症状があるのですか？」と繰り返し尋ねられる。メディアは、「どこがつらいですか？」とネガティブなことしか聞かないですよね。そこばかり本人が考えてしまうと、その症状に自分で囚われてしまって、治るものも治らなくなるのではないかと思います。

大学では教員免許を取るために児童心理学も学んだのですが、そういう思い込みの影響は心理学でも言われていることです。その囚われてしまう心から抜け出すために、もっと治った情報をメディアは伝えるべきです。もっと具体的に何人が、どのように治ったかを伝えてほしい。

そして、医療者のみなさんは、患者の言うことをいったんは受け止めて不安を解消するような態度で接してほしいと思います。

今、ＨＰＶワクチンにどう対処すべきか？

私は3回うつＨＰＶワクチンを2回しかうっていないので、キャッチアップ接種のお知らせが届きました。今では恐怖心は全くないです。私の場合は自分でワクチンについて調べるようになって色々な人の意見を目にするようになったのが大きかった。高校生の時は母親を通しての情報だけで、どうしてもバイアスがかかるところがありました。

ただ、ＨＰＶワクチンは2回でも十分効果はあると聞きますし（※筆者注・海外では2回接種のところもある）、毎年子宮頸がん検診も受けています。結婚するので性的なパートナーも変わらないでしょうから、うつ必要性もあまり感じていません。

もし自分の子どもができたら、うたせたいと思います。

ワクチンだけでなくどんな薬でもリスクはあります。ＨＰＶワクチンのメリットはあると思うので、そこをかき消して悪いところだけを見るのではなくて、いいところを見ながら悪いところを軽減していくことが必要だと思うのです。

悪いところとは、こうした体調不良を起こしやすいところです。成分が原因であろうがなかろうが、どうしてこれだけ多くの体調不良が起きたのか解明して、そこを解決する対策を打たないと、再開したとしても同じことの繰り返しなのではないでしょうか。

また、今、体調不良から治っていない子は、治療のためとして別の強い薬を使っています。モルヒネを使っている子もいたし、背中に電極を入れている子もいて、そういう治療から離れた方がいいのではないかと思います。そうした「治療」の副作用も調べた方がいいのではないでしょうか。

積極的勧奨の再開には賛成しています。ＨＰＶの感染予防には効果があると思っていますし、私はうってよかったと思います。子宮頸がんにかかるリスクのことを考えると安心です。

他のワクチンと同じように自己責任で選べばいいと思うのですが、私のように「うっても大丈夫」という情報だけ伝えられるのではなく、リスクも説明されて納得して受けた方がいい。どんなワクチンでもリスクがあるのは間違いないのですから、メリットとのバランスを理解した上で、必要だと納得すれば受けたらいいと思います。

ワクチンとうった人とうっていない人での症状には変わりないというデータが出ていることもこの取材で初めて知りました。私たちの年頃の子や親たちには伝わっているのでしょうか？ワクチンのことを知るために必要な情報が届いていない気がします。

世の中の不安を払拭するためには、やはりデータをきちんと説明することが大事なのではないでしょうか。人間はデータを示されると安心する。最新の情報を示すことは、判断する時に大きな助けになると思います。

大学の教育学部で保健体育についても学んだのですが、ワクチンをうって安心してしまうと、避妊具を使わなかったりして他の性感染症が増える可能性もあります。ＨＰＶ以外の性感染症を防ぐ必要性もしっかりと伝えて、自分の健康を守る手段の一つとして、ワクチンのことを考えた方がいいと思います。検診も重要だと思います。

小学校の教師としては、ＨＰＶワクチンについては自分の心情を交えずに、「こういうものがあるよ」と役割を伝えようと思います。自分の経験は言いません。それも思い込みを与えることになってしまうと思うからです。

教師としてこの経験も活かしたい

教育心理学では、どんな動物でも子どもは母親と心理的に近いことがわかっています。ワクチンの問題も母親ばかりが悩むと、母親自身もつらいと思いますし、娘は自分の存在が母親を悩ませているという罪悪感を持ち続けることになります。その罪悪感が子どもを苦しめます。母親も相談できるところが必要です。

私は家庭環境の影響で人間関係にずっと不安があるので、周りに流されやすいことが体調悪化につながりました。自分で物事を決めたり、自分の意思を言ったりすることが不安で、服選びのような簡単なことでさえ、大学進学で一人暮らしを始めるまでできませんでした。

大学のサークルを通じて知り合った社会人の友人や洋服屋の店員さんら自分の外の世界と積極的にコミュニケーションを取ることで、少しずつ自分を変えようと努力しました。

子どもの心理状態は家庭環境に影響を受けます。ワクチンが原因でなくてもこういう問題はこれからも起きるでしょうし、教師としては、場合によっては子どもの家庭にも踏み込んでいかなければならないでしょう。

親子関係や家庭環境は子どもの心理や性格を形成するのにすごく結びつくし、時にはメンタルの問題や体調悪化も招くでしょう。

そういうことを私は自分の身を通して学びました。HPVワクチン後の体調不良はつらい経験でしたが、教師としてこの経験を活かせたらいい。未来は明るい、と希望を持っています。

HPVワクチン接種、母親も苦しんでいる

HPVワクチン接種後、多様な症状を訴える娘のそばで、治療法を探して必死に奔走したのは主に母親だった。

HPVワクチンの問題は、母娘がセットで語られることが多い。ワクチン接種を決めるのは子育てを主に担う母親が多く、接種後の体調不良を世話するのも、治療のための情報収集をするのも母親が行うことが多いからだ。

回復した今、さくらさんは「家庭環境などのストレスが、ワクチン接種をきっかけに体の症状となって現れた」と振り返っているが、母親の方はどう捉えているのだろうか。

現在も全国の母親たちと連絡を取り合っているというさくらさんの母、ともこさん（仮名）にもお話を聞いた。

＊＊＊

今思えば、娘はホルモンに体調が左右される子なのです。ワクチンの接種が様々な症状を引き起こす引き金になったと思いますが、接種前から生理前にはイライラしていたし、HPVワクチン接種後の体調不良から回復した後も生理痛がひどくなりピルを処方されています。

その後、動悸も訴えていましたが、またそれに私が注目して症状が悪化してはいけないと思って、あまりその話題に触れないようにしています。そういう症状がHPVワクチン接種の時期と重なったため、ワクチンと症状を結びつけてしまったという反省からです。

一連の症状が出始めたのは、娘が規則が厳しい公立高校に進学して、学校に行くのがいやだと言い始めていた時期でした。私たち夫婦の不仲や離婚話もあり、そのストレスも重なったのでしょう。

下の二人の子どもに発達障害があったり、チックや過敏性大腸炎があったりして私が手一杯だったこともあり、いつも長女には我慢ばかりさせていた気がします。「なぜ他のきょうだいばかり」という不満が溜まっていたのかもしれません。

治るきっかけとなった代替療法の先生から、治った後で「娘さんの症状は心因性のものです」と言われて納得しました。「心因性」というと、「気のせいということ?」と腹をたてる人もいますが、ストレスで胃潰瘍になったり、円形脱毛症になったりするのと同じことだと思います。

ただ、ワクチンをうった直後に様々な症状が出た人を見ると、薬液の成分が原因の人も一部いるのではないかと思います。本物の副反応です。

でも、うちの娘のようにしばらく経ってから出てきた症状は、やはり成分とは関係ないのでしょう。

夫不在の子育て、いびつな母娘関係

振り返ると、子どもの体調や健康のことは、全て私一人で心配して、悩んで、対処していた気がします。

夫は長女が生まれた頃から仕事ばかりで全く子育てをしない人でした。今で言うワンオペ育児です。私が一晩中抱きかかえて腱鞘炎になっても、一切起きてくれません。育児も家事も全て私がして、でも生活費を運んでくる夫に文句は言えない。愛情が冷めてしまいました。

それでも3人産んだのは、私の母親に「3人産みなさい」と言われていたからです。母は長女の私にとても厳しい人でした。妹より成績が良かったので期待をかけられ、テストも100点を取らないと許してもらえない。成績も3位以内に入らないと認めてもらえませんでした。

高校はどこに行き、先生になり、公務員と結婚し、子どもは3人産む。人生の目標が全て母によって決められたように感じていました。私自身、親の期待に応えることが自分の目標となっていました。両親も不仲だったので、そのストレスを娘の私にぶつけていたのかもしれません。

私は親の期待通り教員免許を四つ取りました。教育学部に入った時から教育は肌に合わないと思い、一度、企業に就職したこともありますが、結局、会社を辞め、改めて先生になりました。

実家は近所なのですが、未だに緊張して長くいることができません。とにかく私は母に評価されないので、おかしいことを言わないようにして過ごさなければならないのです。

子どもも3人目を産み終えた時にホッとしました。その後は夫との会話もほとんどありません。

次女は3歳の時に発達障害とわかって手がかかったのですが、夫は子守を全くしないので、長女にお父さん役をやらせてしまったと思います。

一番下の子が熱が出て頭が痛いと泣き叫んでいた時も、夫は2階に上がってしまう。長女が「なんでお父さんは上に行ったの? 心配でしょう?」と一緒に一晩中起きて世話してくれたことを覚えています。

下の子たちの学校の相談も長女にしていました。大学進学で家を離れるまで、愚痴や相談の相手は全て長女でした。大学進学も公立でないと行かせられないと言い聞かせ、奨学金で学費をまかなわせています。今思うと、家庭内の様々なストレスが長女にかかっていたのだと思います。

長女が体調を崩した時も、夫は相談できる相手ではありませんでした。心配もしていなかったと思います。娘が壊れていく中、私はずっと一人で不安と向き合っていました。

不安をすくい取ってくれた「仲間」

ワクチン接種後の体調不良の原因がわからず、病院を渡り歩いてもまともな対応をしてもらえない中、私は必死でインターネット検索をしていました。そして、全国子宮頸がんワクチン被害者連絡会の関係者が「HPVワクチンをうった後にこういう症状が出るかもしれないから気をつけて」とツイートしていたのを見つけたのです。

最初は「まさかな」と思っていたのですが、当時悩んでいた症状を書き込んだら、「これはHPVワクチンの副反応じゃない?」と連絡会の人からリプライが返ってきました。しばらくやりとりすると、「やっぱりそうよ」とHPVワクチンの副反応であると断言されました。

今、振り返れば、それは症状を固定させてしまう呪いの言葉だったのですが、その時はようやく原因がわかったと思ってホッとしました。すがるような思いでした。一人じゃない、仲間がいると思えたのです。

娘に「これってワクチンのせいじゃない? 経験のあるお母さんがこうなったのはワクチンのせいだって言っているよ」と伝え、よせばいいのに被害を訴える子どもたちの症状のビデオも何回か見せました。そうなると負のスパイラルで、娘もそうだと思い込み、症状がどんどん増えていきました。

HPVワクチンの一連の「被害」は、インターネット社会だから起きたことかもしれません。ネットで検索していなかったら、そして被害者連絡会につながっていなかったら、知らないまま「おかしいな」と何もなく終わっていたか、心療内科や精神科をたらい回しにされていたかなのでしょう。

被害者連絡会の人たちはとても親身になってくれました。乳酸菌や体に良いとうたう水、サプリメントなど代替療法を勧めてきて、サンプルを送ってきてくれる人もいました。

その頃には、長女が寝ていると息をしているか確認してしまうぐらい心配が募っていましたから、必死でした。私もうつになりかけていたのでしょう。連絡会の具体的な提案をありがたく感じていました。

一方、当時、被害者連絡会の掲示板に会員が「治った」という話を書き込んだとたん、掲示板ごと削除される事件もありました。治ったことを告げたとたん、役員たちからフェイスブックの友達を解除され、急に一切アクセスできなくなったそうです。

治った経験を他のお母さんたちに伝えると何か都合の悪いことでもあるのかとさえ思いました。そういう話を聞いているうちに、私は目が覚めたのです。

しかし、実際に苦しんでいる子どもや母親たちと、被害者連絡会の取り巻きの人たちとは分けて考えた方がいいと思います。関係ないのに彼らが対立を煽って囲い込み、治るものも治らなくしている。外から見ると一体に見られているのかもしれませんが、私は子どもを心配しているお母さんたちを悪く言う気にはなれません。

「希望の言葉」が治してくれた

娘が治ったのは、代替療法の先生の希望を持たせる言葉がきっかけでした。「辛かったね。治るよ」と、初めて寄り添ってくれる言葉をかけてくれたことで、娘も私も安心したし、治すスイッチが入ったのだと思います。

おかしな食事療法を勧めたり、高額な治療費を要求したりもするこの代替療法の先生のやり方に今は疑問を持っていますが、結局、施術や食事療法のほかは、規則正しい生活をして、自宅で軽い運動をするよう指導されただけなのです。つらさを受け止めてくれて、「治る」という希望をもたせてくれたことが効いたのだと思います。

それまで受診した小児科や整形外科の先生たちは皆、私や娘の話を聞こうともしませんでした。

ワクチンをうったクリニックの先生からは、「ワクチンのせいじゃない。お腹が痛いのがワクチンのせいだなんて、カメラも撮ってないのになんでわかるんだ!」と叱られて、二人で涙が出そうになったのを覚えています。

手が腫れた時に受診した小児科の先生からは「思春期によくある病態」とろくに説明もない

まま突き放され、足が腫れた時には「霜焼け」と言われて、「あり得ない」と心の中で怒りを感じていました。

首に激痛があって整形外科にかかった時は、「寝違えだろう」と言われて、キレそうになりました。「ワクチンをうった後にこんなに苦労をしたのです」と説明しても、「うっといて良かったよ」とだけ言われ、つらい話をした後にこんなことしか言わないのかと呆れました。

「推進派」の心ない言葉

また、ワクチンは安全だと主張する推進派の医療者にありがちなことですが、「ワクチンが原因ではないか」と不安を訴える声に対してきちんと耳を傾けません。「非科学的なことを言う」と軽く見て、あからさまにバカにする態度が私たちを傷つけてきました。

あるワクチン推進派の先生からは、「HPVワクチン接種後の痛みなんて、がんの痛みと比べれば大したことはない」と言われたことがあります。あまりにもショックで、「がんの痛みと比べるようなものではないでしょう」と言い返したら、「客観的に見て、抗がん剤の副作用の方がつらい」とまで言われました。

まだ私たちが心因性の症状であることを受け入れられていない時に、「どうせ接種から何ヵ月も経ってから痛みが出たんでしょう?」とか「ストレスが多かったからだよ」と言われ、わかってもらえないという気持ちが募りました。

ワクチンの成分とあの症状は関係ないのだと今は納得しようとしていますが、そういう認識になった今でも、SNSなどであまりにも推進派の人たちからデリカシーのないことを言われると腹がたちます。もう傷口に塩を擦り込むのはやめてほしいのに、薬害を叫んでいるお母さんと一緒に攻撃の対象とされていると感じることさえあります。

全部騒ぎが過ぎ去って、治った場合も、お母さんたちは取り残されています。推進派の人たちは、接種後の体調不良を訴えた親子に対して、「親が悪かったのだろう」という目で見ています。親が自分の心配をしてもらうために、子どもの症状を創り出して訴えているのだと書く医師さえいます。

「傷の舐め合いはいけない」と言う医者もいますが、親同士が傷を舐め合って回復しないといけないところもあるのです。

親のケアも必要

「親のせいだ」「お前が悪いから、自業自得だ」と言われ続け、母親たちは心に受けた傷を誰にも言えない状態になっています。でもそこをケアしないと、また不安は子どもに向かってしまう。本当は上手に医療者がケアしてくれたらいいのに、突き放されています。

ワクチンを推進することはいいと思いますが、それと今、傷ついている人のケアは別です。私は治る子が増えてほしいし、お母さんたちも救われてほしいから、こうして表に立って自分の体験を伝えています。でも「推進派に利用されたくない」と反対するお母さんたちもいて、その気持ちもよくわかります。受け入れていない人を攻撃することで推進しようとする動きを警戒しているからです。

次女もHPVワクチンをうつかどうかの選択を迫られました。頭の隅っこに「ワクチンをうったのが原因で苦しい思いをした」というトラウマが残っていたのです。一生懸命ワクチンのせいじゃないと納得しようとしているのに、推進する人の攻撃で最後に残った1％の不安が引き出されてしまいます。結局、次女にはうたせましたが。

ワクチンへの不安が症状の引き金になっていることもあるのですから、推進する人ももう少しデリケートなものの言い方をしてもらいたいです。

苦しんでいるお母さんに手を差し伸べて

国が積極的に勧めることを反対はしません。

ただ、再開するなら、被害を訴えている人にも丁寧に説明してあげてほしい。

科学的な立場から発言する人たちは、ワクチンに不安を抱く母親たちを、文句を言って邪魔をする人として悪者扱いしています。確かに問題もあると思いますが、母親が子どもの健康を心配するのは当たり前です。

彼らも話を聞いてあげたら落ち着くと思うのです。もともと子どもの健康を心配する思いや立場は一緒です。ただ、医療側の対応が悪かったことで不信感が募り、こじれているだけなのです。

あの人たちにも、「つらかったね」と言ってあげる人が必要です。推進する人は、そういう人の傷に塩を塗り、叩くことしかしない。それで信頼が得られると思っているのでしょうか。あの反対運動をお母さんたちが辞めて解放されたら、子どもたちも病気から解放されるはずです。おそらくお母さんたちも精神が参っていて、あの運動にすがる気持ちを手放せないでいるのだと思います。

私も振り返ってわかりますが、お母さんたちは孤立して、自分自身の不安に耐えられないのです。その不安に子どもは反応してしまう。長女からも「お母さん、あまり体のこと聞かないで」「心配し過ぎ」と言われていました。

私が不安から解放されたのは、先生に「治るよ」と言われたこと。そして、下の子の学校の先生に「お母さん辛かったね」と言ってもらったことがきっかけでした。

学校の先生に、長女が色々病気をして大変だと打ち明けた時に、「本当に辛かったね」という一言をかけられただけで、私は初めて泣くことができました。お医者さんからはそんな言葉を一度も言われたことがありません。簡単な言葉なのに、この件で医療従事者に「お母さん、辛かったね」と言われたことが一度もないのです。

HPVワクチンの問題はコミュニケーションの問題

推進派も反対派も医師は、「私はすべて知っている」「何もわからない者に教えてやる」という上から目線の態度しか示しません。でも私たちがほしいのはそんな言葉じゃない。心に寄り添うことは難しいかもしれませんが、医療者にはそういうことも少し考えてほしい。

被害者連絡会の人たちも、きっとそういう言葉を欲しています。「反ワクチンは邪魔するな」という態度ではなく、少しでも「助けよう」「手を差し伸べよう」という態度を示してあげてほしい。

私は克服しつつあるつもりですが、下の娘にうつのは怖かったです。頭での納得と心での納得は違う。頭で理解したつもりでも、心がついていかない。まだ呪いがかかっているのです。

今、推進派が発信している様子を見ると、心配は消えません。HPVワクチンの問題はコミュニケーションの問題です。不安を抱く人に丁寧に説明しなかった初期対応のまずさが全ての呪いの根源なのに、科学的な正しさを盾に大きな声でねじ伏せようとする人たちは、まだ何もわかっていない。

わずかな確率でも、子どもに苦痛を与えてしまうかもしれない、既に与えてしまったかもしれないと悩む親の不安とどう向き合うか。もう少し真剣に考えてほしいと思います。

（2018年3月24、25日公開記事を2023年2月追加取材のうえ改稿）

参考文献

＊1 No association between HPV vaccine and reported post-vaccination symptoms in Japanese young women: Results of the Nagoya study (https://www.sciencedirect.com/science/article/pii/S2405852117300708)

＊2 『青少年における「疼痛又は運動障害を中心とする多様な症状」の受療状況に関する全国疫学調査』https://www.mhlw.go.jp/file/05-Shingikai-10601000-Daijinkanboukouseikagakuka-Kouseikagakuka/0000147016.pdf

＊3 「心身の反応（機能性身体症状）について」(https://www.mhlw.go.jp/file/05-Shingikai-10601000-Daijinkanboukouseikagakuka-Kouseikagakuka/0000050369_1.pdf)

10 怪しい免疫療法になぜ患者は惹かれるのか？

――「夢の治療法」「副作用なし」の罠

手術、抗がん剤、放射線ががんの3大療法として知られるが、これに近年、「第4の療法」として期待が高まっているのが患者の免疫に働きかける「免疫療法」だ。2018年のノーベル生理学医学賞を受賞した本庶佑さんは、免疫療法の治療薬「オプジーボ」開発につながる発見が評価された。

しかし、免疫療法には、オプジーボのように効果が科学的に証明されたものと、明らかになっていないものがある。

だが、効果が証明されていない「免疫細胞療法」などの免疫療法が日本では高額な自由診療で提供され、広く宣伝されている。それに患者や家族がすがってしまうのはなぜなのか。効果不明な免疫細胞療法を受けて亡くなった、すい臓がん患者の遺族に話を聞いた。

告知の時からこじれた主治医との関係

静岡県磐田市に住む石森恵美さん(55)が、中学校校長だった夫、茂利さん(当時57歳)の異変に気づいたのは2010年5月のことだ。夜、風呂上がりに着替えていた夫の皮膚が異様に黄色くなっているのに驚いた。

本人に痛みなどの自覚症状はなかったが、翌日行ったかかりつけのクリニックで「深刻な病状だと思う」と告げられる。その翌日には紹介された地元の大きな総合病院に即入院した。精密検査を受け、入院3日目には肝臓や十二指腸にも転移した末期のすい臓がんと告知を受けた。

「若い主治医だったのですが、告知も個室ではなくナースステーションの片隅で、『手術はできない状態です。月単位の命だと考えてください』と重大なことを機械的に告げられたと感じました。ショックを受けている私たち夫婦に何の配慮もなく、サクサクと用件を済ませるという印象で、特に夫は不信感を持ったようでした」

主治医を替えてほしいとお願いしたが、「チーム医療をしますから」とやんわり断られた。結局、夫はたった5ヵ月となった闘病中、最期まで主治医と信頼関係を築くことができなかった。

「『外泊していいですか?』と尋ねたら、『外泊して何が楽しいんですかね』と言われるなど主治医の一言一言に傷つけられました。主治医への不信感も、私たちが代替医療に向かった大きな要因の一つだと思います」

「冷静におろかだった」　聞きかじりの知識で代替療法を検索

当時、すい臓がんには2種類の抗がん剤しかなく、1種類ずつ使っていく治療方針が決まった。二人の息子はまだ中学1年生と受験を控えた3年生。子どもたちには病状を伏せ、告知された日の夜、自宅に帰った石森さんは、一人インターネットで「すい臓がん　末期」などの言葉を検索し、何かできることはないか必死に探した。

「私はアナウンサーで健康番組もよく担当していたので、聞きかじりの医療の知識はありました。検索ではアガリクスや免疫療法、フコイダンなどの代替療法ばかりが表示されます。『病院と連携しているサイトで紹介されているから確かだろう』などと、今振り返ると冷静におろかな判断をしていました」

最初に取り組んだのは、医師が勧める玄米菜食の食事療法と、海藻のヌメリ成分に含まれるフコイダンのドリンク。本屋の健康本のコーナーにたくさん平積みされていたその食事療法の本を買い、「医師が言うのだから根拠がある」と信じた。夫が一時退院し、勤務先の学校に再び通えていた間も給食は食べさせず、手作りの弁当を持たせ続けた。

風水や「遠隔気功」も試した。そして、ネット検索で上位にあらわれる免疫療法を調べ始め

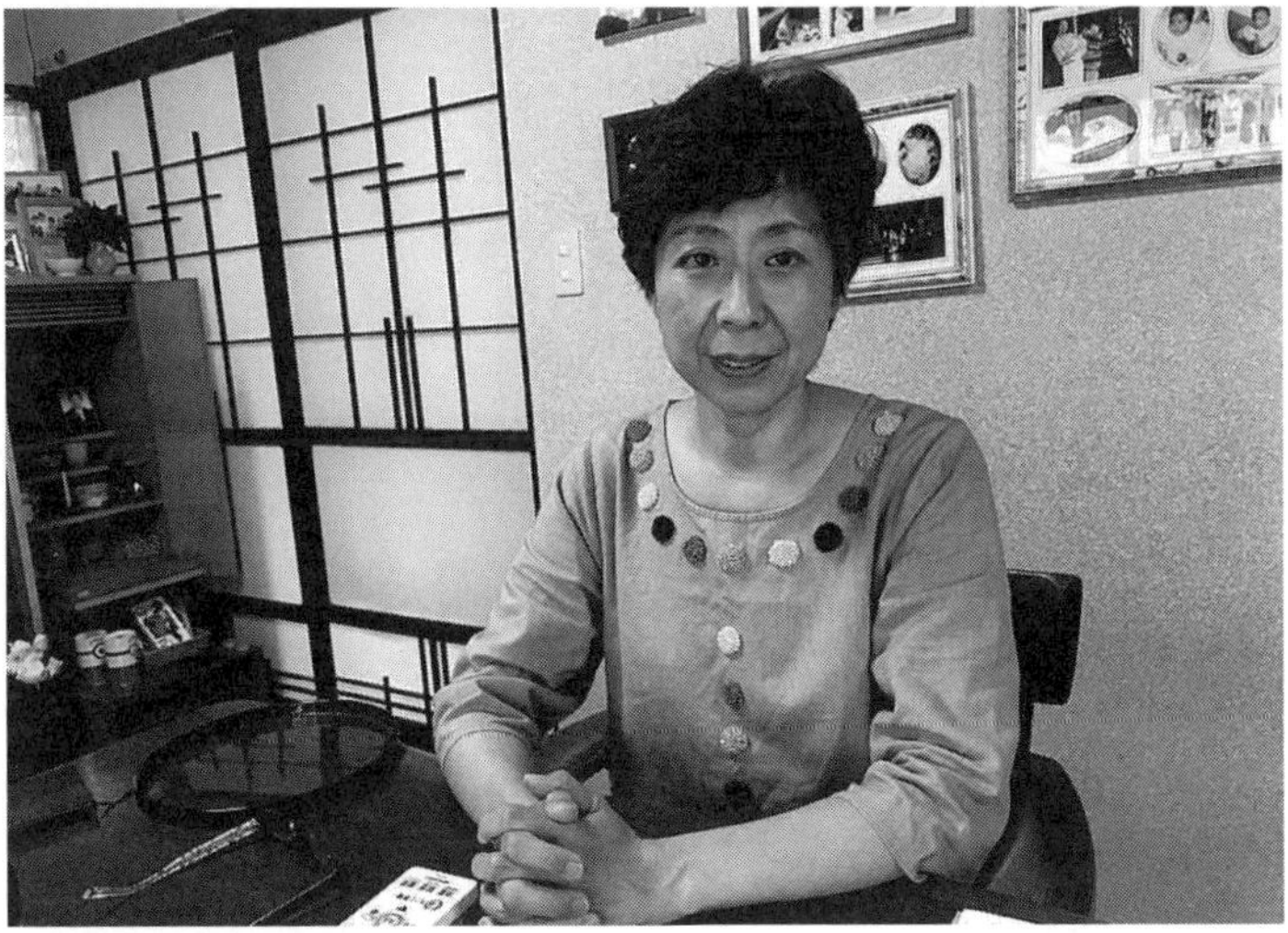

「私たち夫婦の経験が、今迷っている患者さんの正しい判断に役立てば」と話してくれた石森恵美さん（静岡県磐田市の自宅で）

た時、偶然、テレビのワイドショーで効果が証明されていない「免疫細胞療法」が「夢の治療法」として紹介されているのを見た。

「番組では医師も登場して効果があると話していました。紹介されていたクリニックをネットで検索すると、ホームページに効果があったというがん患者の事例が掲載されています。すい臓がん患者は一人しか挙げられていなかったのですが、『でも一人は治ったのだ』と都合よく受け止めました」

費用は最低数百万円

「外車を1台買ったと思いましょう」

「少ない副作用で、体にやさしい免疫治療」とうたうそのクリニックは、自宅から片道約1時間の名古屋にもあった。問い合わせの電話で「テレビ放映されたので、予約は2週間待ち」「費用も最低数百万円かかる」と告げられ、夫と相談した。

「夫は『どうなのかなあ。お金も高いし』と迷っていましたが、私が『男の人って一生のうち一度は外車に乗りたいって言うじゃない。外車1台買ったと思いましょうよ』と説得しました。夫も抗がん剤を始めたばかりで気弱になっていた時だったので、『これに賭けてみよう』という思いになったようです」

とはいえ、夫婦だけで勝手に決めたわけではない。事前に主治医にも「免疫療法をやりたいのですが、先生はどう思われますか」と相談した。食事療法などとは違い、新しい医療を受ける不安があった。クリニックから、過去の治療データを持参するように求められてもいた。

「主治医はフフンとせせら笑って、『データはいつまでに用意したらいいですかね?』と言っただけでした。突き放された気がしました。もしそこで、『なぜ免疫治療をやろうと思うのですか?』と私たちの思いを聞いてくれ、『効果はないと思いますし、お金もたくさんかかりますよ』などと、医学的な立場からちゃんと相談に乗ってくれたら思いとどまったかもしれません」

効果はなくても、後悔はしていない

夫が通った免疫細胞療法は、「患者から血液を採取して免疫細胞を培養し、がんを狙い撃ちする機能を強化して体に戻し、がん細胞を攻撃させる」というものだった。臨床試験を行って効果が証明された治療ではなく、もちろん保険も適用されていない。

クリニックの医師は、「数十回分は培養した免疫細胞を注射することができます」と説明したが、結局、体調が悪化する方が早く、3回しか打つことはできなかった。3回でも合計約300万円。途中から、石森さんも「これは効果がないだろう」と薄々気づいていたが、「後悔はしていない」と話す。

なぜか。

「夫は免疫療法のクリニックに行くのを楽しみにして、帰る時はいつもニコニコしていました。こうした怪しい免疫療法を批判する医師は、『そんなお金があったら世界一周旅行でもしたらいい』とよくおっしゃるのですが、患者や家族が求めているのは、普段と変わらない日常が続くことです。免疫クリニックは医師から受付の女性まで皆、夫の日常を支えるという姿勢を見せてくれました」

免疫クリニックの医師は、食事療法についてもじっくり耳を傾けて、「奥さんは味も工夫してくれているんですね。それなら食事が楽しみですね」と食生活も気遣ってくれた。病院の主治医が「食事療法？　やりたければやったらどうですか」と突き放したのとは全く違う態度だ。

いつも名前を呼んで迎えてくれた免疫クリニックの受付の女性は、最後になった3回目の受診の帰り、衰弱していた夫に、「運動会はいつですか？ 出られるように頑張りましょうね」と声をかけてくれた。

「教師の仕事が大好きだった夫は、『そんな風に言ってもらったよ』ととても嬉しそうでした。受付の方まで夫という人間を見てくれていたのは辛い闘病生活の中で心が温かくなる思い出です。夫の葬儀を済ませた後、私は主治医ではなく、免疫クリニックの受付の女性に『夫は運動会の話、すごく喜んでいました』とお礼を言いました」

絶対に人には勧めない治療　押しとどめるために何ができるか

夫が亡くなって7年。石森さんは、免疫細胞療法について「効果はない」と冷静に判断し、相談に来る患者や家族には絶対に勧めることはない。

「悪徳商売をやっているからせめてもの罪滅ぼしに優しく対応をしようという医師もいるでしょう。支払えなくなった患者に『もうやることはないから出て行って』と見捨てたという話も聞きます」

しかし、高額な治療だからこそ、患者は自分たちなりに納得の上で選んでいるはずだ。なぜ科学的に根拠がありその時点で最善と評価されている「標準治療」より、効果が証明されていない高額治療を信じてしまうのか。

今、冷静になって振り返ると、その頃は、突然末期のがんと宣告され、「抗がん剤治療だけでは不安。もっと治療を受けたい」という焦りや不安があった。そして、今、石森さんが治療の相談に乗っているすい臓がんの患者や家族も、そうした不安から「上乗せの治療」「特別な治療」を懸命に探す。

「『もしかしたら自分だけには効くかもしれない。ここでできることを全てやらないと後悔する』と藁にもすがるのが患者の心理です。主治医が反対するだろうからと内緒でやる人もいますが、すぐに決断できずに私たちのように主治医に相談する人も多いです。その不安に主治医が応えてくれなかったら、患者や家族は余計よそに救いを求めてしまうでしょう」

そして、石森さんは、患者が怪しい免疫療法に流れていくのを押しとどめるためにまず、国が効果の証明されていない治療に規制をかけることが必要だと考えている。さらに、主治医や医療者が患者や家族の不安に寄り添うことが大事だと訴える。

「まず、医師であれば根拠のない治療でも提供でき、こうした治療が受けられる状況が放置されているのが一番問題です。そして、治らないがん患者の不安を和らげるのは医師の心あるコミュニケーションです。医師が少しだけ謙虚に『私の提供する治療では不安ですか?』とか『私の説明だとわからないところがあるのでしょうか?』と患者や家族の気持ちを聞き、一緒に考えましょうという姿勢を見せてくれたら、思いとどまる人は多いのではないでしょうか」

石森さんはその後、2018年に上智大学のグリーフケア研究所で学び、遺族としての自分の心を整理した。

「あの時主治医に求めたかったのは、つらい思いをしている患者や家族に丁寧さをもって、限られた命でも何ができるかを一緒に考えてくれることです。医師もそんな心の余裕が持てるような働き方をしてほしいと願っています。がん患者を取り巻く環境はかなり改善されましたが、それでも今も患者は根拠のない高額な医療にすがってしまうのですから」

効果の証明された薬に便乗　同じ「免疫療法」を名乗り

「免疫細胞療法」は古くから世界中で研究されているが、日本で効果が証明されたものは未だない。患者の混乱に拍車をかけているのは、免疫療法の一種であるオプジーボなどの「免疫チェックポイント阻害剤」の効果が証明され、2014年から悪性黒色腫に始まり、その後、肺がんや腎がんなど一部のがんに保険適用されたことだ。

「免疫チェックポイント阻害剤」は、がん細胞が免疫細胞にかけたブレーキを外すことで免疫の力を回復し、がん細胞への攻撃力を強める薬で、「免疫細胞療法」とは仕組みが全く異なる。

国立がん研究センターがん対策情報センター長の若尾文彦さんは、「免疫チェックポイント阻害剤への期待に便乗する形で、効果不明な免疫細胞療法まで同じ『免疫療法』を名乗って効果があるとインターネットのホームページなどで宣伝し、患者を誤解させる自由診療のクリニックが増えました」と話す。

免疫チェックポイント阻害剤の開発につながる発見で本庶佑さんがノーベル生理学医学賞を受賞した時も、免疫細胞療法のクリニックが便乗して宣伝に利用した。

がんの薬物療法を専門とする日本医科大学武蔵小杉病院腫瘍内科教授の勝俣範之さんのもとには、免疫細胞療法に何百万円もつぎ込み、病状を悪化させて駆け込んでくる患者が後を絶たない。

「効果が証明されていなくても、医師が勧めるのであれば、患者さんは簡単にだまされてしまいます。科学的に効果が証明されておらず、承認されていない療法を患者さんに投与するのは、本来でしたら研究として行われるべきです。それらを十分に説明することなく、医師があたかも効果のあるようなことを言い、高額な医療費を請求するのは、詐欺的な行為と言っても過言ではないと思います」と強く批判する。

こうした状況に対し、日本臨床腫瘍学会は2016年12月、『がん免疫療法ガイドライン』[*1]（現在は第三版）を出版し、効果の証明されている免疫療法とそうでないものを明示した。国立がん研究センターも、がん情報を提供するサイト「がん情報サービス」で、「免疫療法、まず、知っておきたいこと」「免疫療法、もっと詳しく」[*2]を公開し、患者が惑わされないように情報提供を始めている。

ただ、若尾さんは、患者が怪しい免疫療法に向かう背景には、石森さんが言うように、主治医とのコミュニケーションの問題があると指摘する。

「完治が難しい再発・転移の患者こそ、主治医は十分に時間をかけて個人の生活や死生観に沿った治療を共に探さなければいけませんが、医師は忙しく、十分なコミュニケーションが取れていません。いきなり『緩和ケアをしましょう』『もう使える抗がん剤はありません』と言われたら、患者が見捨てられたと感じるのは当たり前です。『治りますよ』と心地よい言葉を無責任に放つ免疫クリニックに気持ちが傾いてしまわないように、検査の段階からよくコミュニケーションをとって信頼関係を築いておく努力が必要です」と語る。

標準治療を提供する病院として国から指定された「がん診療連携拠点病院」等の「がん相談支援センター」は、免疫療法について適切な情報提供ができることになっている。若尾さんは、「主治医に相談できずに迷ったら、自分が受診していない病院でも相談できるので、がん相談支援センターにアドバイスを求めてほしい」と話す。[*3]

患者に届くコミュニケーションとは？

ここ数年、根拠のない免疫療法の相談が増えたという卵巣がん体験者の会「スマイリー」代表の片木美穂さんも、「標準治療は臨床試験で効果が証明された最善の治療ですが、言葉の響きから『並みの治療』と捉え、お金さえ出せば他にもっと良い治療があるのではないかと考えるのが患者の心理です」と指摘する。

そして、そんな心理状況にある患者に対し、科学的根拠を数字で示して理論で納得させることは難しいと言う。

「患者は『大勢の誰かにとって良い治療』を求めているのではありません。『この私にとって良い治療かを考えてくれていますか？』と主治医に問い、自分にとって最善と感じられた時に治療に納得します。医師は、完治ができない状況であっても、『目の前にいるあなたのことを考えていますよ』というメッセージを患者に伝えてほしい」と願う。

（２０１７年9月2日公開記事を改稿）

参考文献

＊1 『がん免疫療法ガイドライン』（金原出版）

＊2 国立がん研究センターがん情報サービス「免疫療法」（https://ganjoho.jp/public/dia_tre/treatment/immunotherapy/immu01.html）

「免疫療法　もっと詳しく」（https://ganjoho.jp/public/dia_tre/treatment/immunotherapy/immu02.html）

＊3 国立がん研究センターがん情報サービス「がん相談支援センターの探し方」（https://ganjoho.jp/public/institution/consultation/cisc/supportcenter_search.html）

11 声なき「声」に耳を澄ます

――脳死に近い状態の娘と14年間暮らして

「初めまして。今日はお母さんに帆花《ほのか》さんのお話をたくさん聞かせてもらうので、よろしくお願いします」

そう挨拶して、握手した左手は温かった。目は天井の方を向いたまま、言葉は返ってこない。ほんのり赤い頬はつやつやしていて、大切にケアされていることが感じられる。

西村帆花さん（14）は生まれた直後に脳死に近い状態となり、人工呼吸器をつけて埼玉県の自宅で両親と共に暮らす。

その3歳から6歳までの暮らしを追ったドキュメンタリー映画『帆花』（國友勇吾監督）が、2022年1月から全国各地で公開された。

生きるとはどういうことなのか。もし、自分や家族に同じことが起きたらどうするのか。帆花さんのいのちの姿は観る人に静かに問いを投げかけ、安易な答えを許さない。

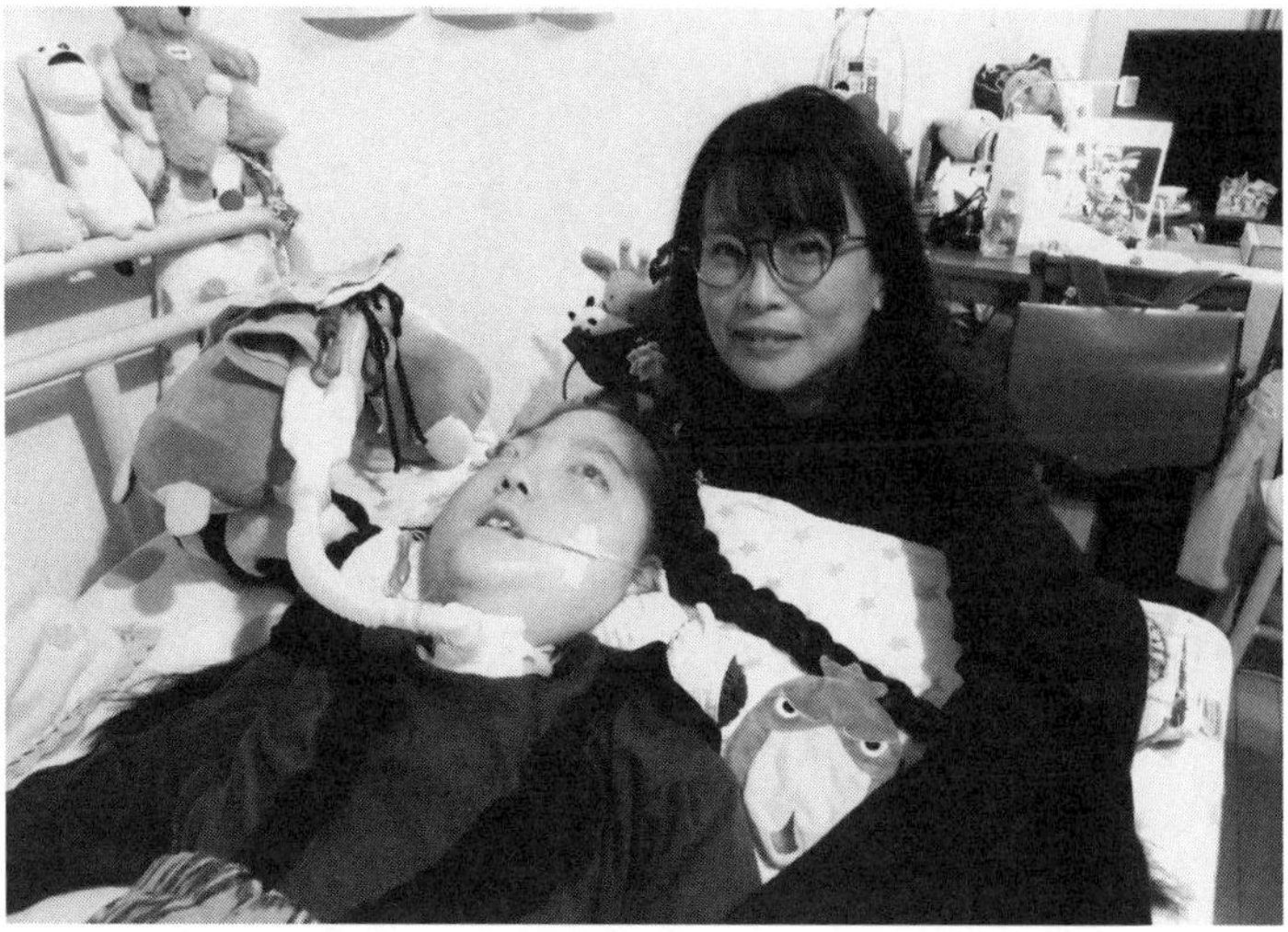

埼玉県の自宅で両親と共に暮らす西村帆花さん（左下）と母親の理佐さん（右上）

「親の思いではなく、あの子自身と出会って、あの子が生きているということを知ってほしい。無理やり生かされているのではなく、自分の人生を生きているのだと知ってほしいのです」

ピッピッピッとモニター音が響き続ける帆花さんのベッドのそばで、母親の理佐さん（45）にお話を聞いた。

生まれてすぐ脳死状態に

帆花さんは2007年に生まれた時、へその緒の動脈が切れて脳に十分酸素が届かなくなる低酸素脳症となった。

「妊娠は順調で、陣痛が来るまではお腹の中で元気に動き回っていました。初めて会った時は保育器の中で、他の子よりも大きくて。

命の危機にあったとは思えないほど穏やかな顔をしていたから、余計に信じられませんでした」

生後20日目に医師から、「脳波は平坦で、萎縮も始まっている。目は見えない、耳は聞こえない。脳幹の機能はほぼ失われ、今後目を覚ますことも、動き出すこともありません」と宣告された。「長くて半年です」とも。

帆花さんは厳密には脳死判定を受けているわけではないが、脳死に近い状態と診断された。子どもは脳にダメージを受けても回復力が高く、脳死となっても長期間、心臓が動き続ける例が複数報告されている。

理佐さんは夫と二人、「人工呼吸器を外してください」といつ申し出るか、毎日泣きながら話し合った。そのうち理佐さんは急に涙が出たり、めまいが止まらなくなったりした。うつになっていると診断された。

「カウンセラーの先生が『帆花ちゃんのような障害を持ったお子さんが』と言うのを聞き、『あの子って障害児なの？』と驚きました。たまたま産んだ子が人工呼吸器が必要な状態になって、そういう子を育てていくのだと頭ではわかっていたけれど、それが『障害児』と呼ばれる状態であるということは心の底では理解できていなかった」

そんな気持ちを変えてくれたのは、帆花さん自身が懸命に生きようとする姿だ。

「毎日1時間、搾乳した母乳を持って面会に通うと、『お母さんよく来たね』と言うかのように穏やかな、微笑みかけているような顔で迎えてくれる。『つらいな、今日は面会は無理かな』

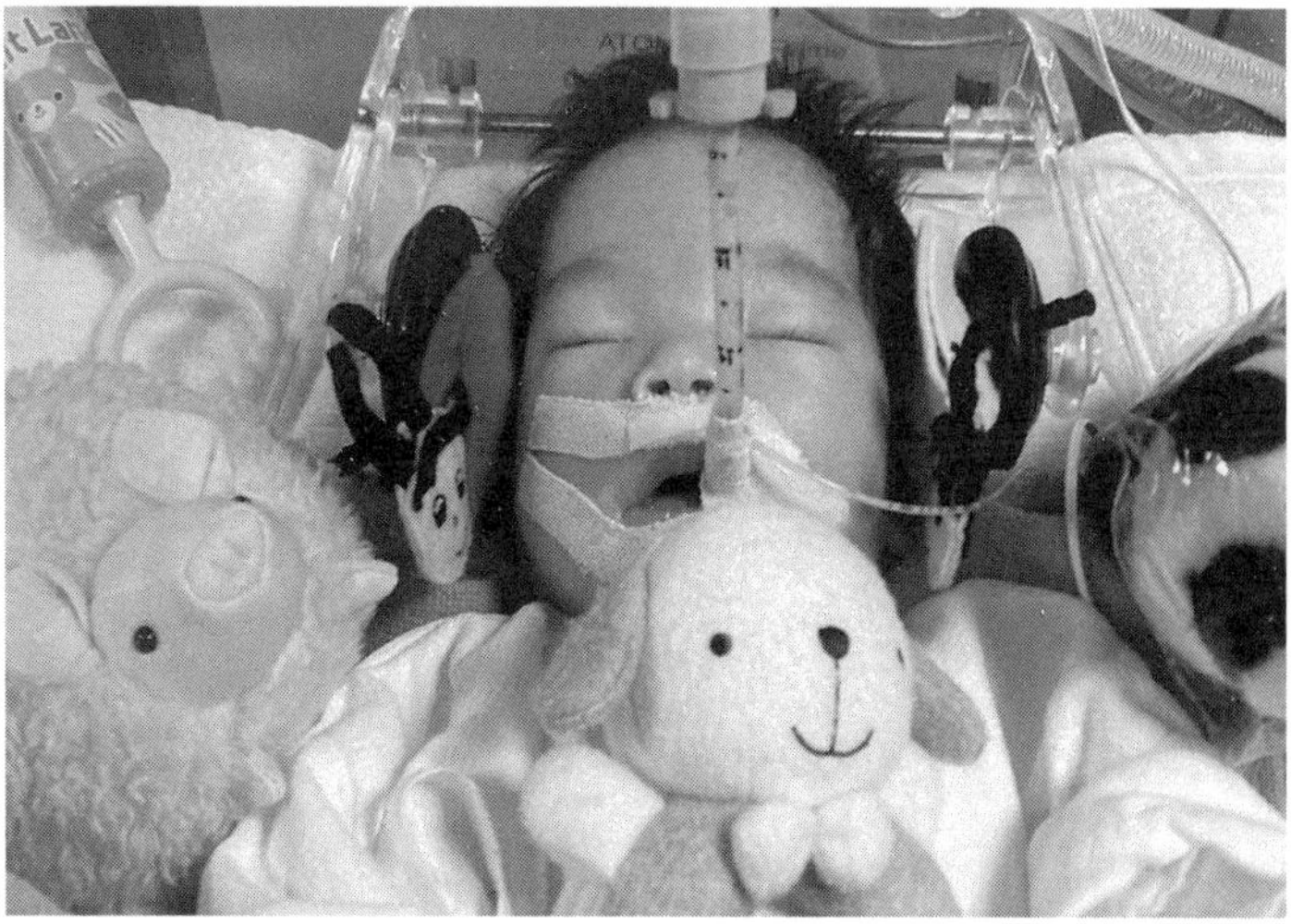

生まれたばかりで保育器の中に入っていた帆花さん。とても穏やかな顔をしていた（西村理佐さん提供）

と思った日も会いに行くと、逆に帆花に励まされるようでした」

「障害」は健康な状態から「引き算」した状態と捉えていた。でも穏やかな顔を見つめるうちに、この状態が娘にとっての「健康」なのだと感じられるようになった。「延命装置」としか見ることのできなかった呼吸器も、娘の体の一部のように思えるようになった。

そして、私は帆花に謝ることを辞めた。私は、母と子の絆が切れてしまったかのように一度は思ってしまった自分を恥じ、大切なのは「へその緒」ではなかった、帆花のいのちそのものが、私を母親にしてくれるのだ、と気づいたのだった。

（『長期脳死の愛娘とのバラ色在宅生活 ほ

のさんのいのちを知って』より）

映画の中で「逃げ出したいという気持ちもあった」と率直な気持ちを語っている夫の秀勝さん（45）は、入院中、初めて沐浴をさせた時に帆花さんを抱き上げ、体温を感じた。「娘が生まれたんだ」と実感し、父親になった。

自宅に連れて帰ると寛いだ表情に

状態が安定し、医師から「気管切開をすれば、数日間だけでも外泊することができる」という話が出ると、連れて帰りたいという気持ちが芽生えた。

「せっかく産んだ子どもを1回も抱っこもせず、子育てが始まっていないつらさがありました。医療スタッフの方が『お母さんたちがやりたいことを精一杯お手伝いするから』と言って下さるので、先が短いのなら1日でもいいから連れて帰りたかった」

半年いたＮＩＣＵから小児科病棟に移り、それから3ヵ月で退院する計画を立てた。障害者手帳を取り、ベッドや医療機器を用意し、ケアの方法を学んだ。ようやく自宅に連れて帰ったその日、帆花さんは今まで見たことのない表情を見せた。

「それはそれはもう、寛いだ顔をしたのです。連れて帰って本当に良かったと思いました。病

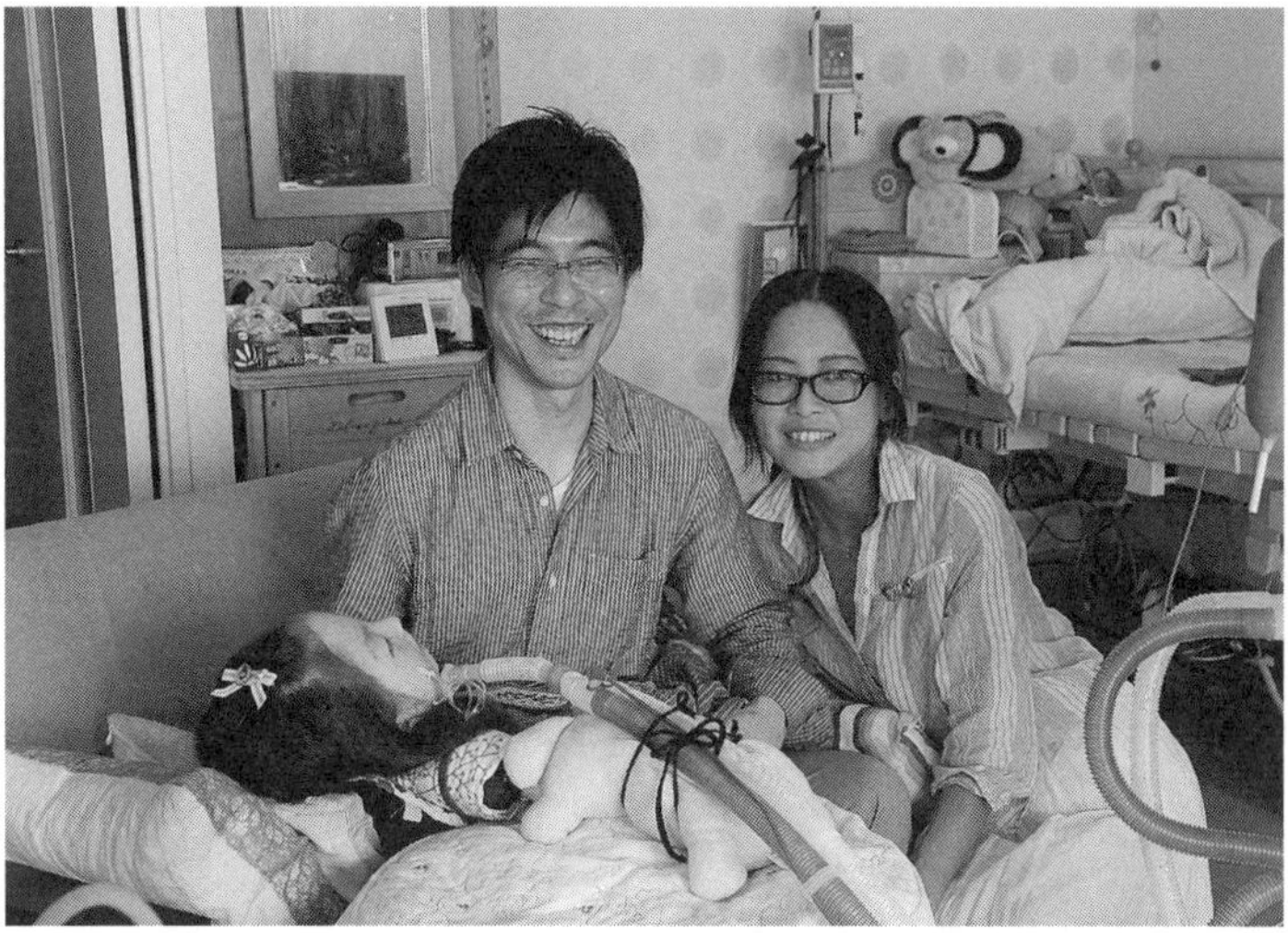

自宅に戻った帆花さんと両親（『帆花』より ©JyaJya Films + noa film）

院にいた時は、青白くて顔も硬くて、表情があまりありませんでした。家では、もう緩みまくっていましたね」

家族3人で過ごす喜びを感じながらも、在宅生活の当初は、命の危険や苦悩と隣り合わせだった。気管にたんが詰まり、目の前で死にかけたこともある。理佐さん自身が過労で体調を崩し、救急搬送されたこともあった。

2009年には脳死の子どもが臓器を提供できるようにする臓器移植法の改正があり、我が子が社会的に死んでいるとみなされる気がした。理佐さんはブログやシンポジウムで疑問の声を上げ続けた。

その後、医療的ケアを必要とする重度の障害児が自宅で暮らすための支援制度も乏しい中、理佐さんを中心に介護体制が組まれ、ほとんど外出もできずに試行錯誤していた頃がこの映画の撮影期間だ。

帆花さんが発する「声」　思いを汲み取るコミュニケーション

映画の中で帆花さんは「アー、アー」「フーン」などの「声」を出す。人工呼吸器から空気が漏れる時に出る音だが、理佐さんらは「痛かった？　大丈夫？」「どっちがいい？」と娘に話しかけながら、この「声」の調子で帆花さんの思いを汲み取る。

今は人工呼吸器を使うために喉に入れた管（カニューレ）の形態を変え、この音は出なくなった。

「顔色と表情がよく変わるので、それを見ています。一番わかりやすいのはちょっとニヤッとした感じ。こわばるのもよくわかる。目がつり上がり、ちょっと硬くなる。目が開く」

「あとはアラームを鳴らすのです。しょっちゅうではないですが、サチュレーションモニター（血中の酸素濃度を測る機器）を自分で鳴らします。トイレの時はほぼ鳴らしてくれるし、あとは嫌な時。いい時より、嫌だ、という時が多い」

「お腹を押しておしっこを出してあげるのですが、こっちが『もうやめちゃうね』と言っても、本人は出足りなかった時に鳴らしたり、数値を下げたりして、すっきりするとちゃんと100に戻してくれる」

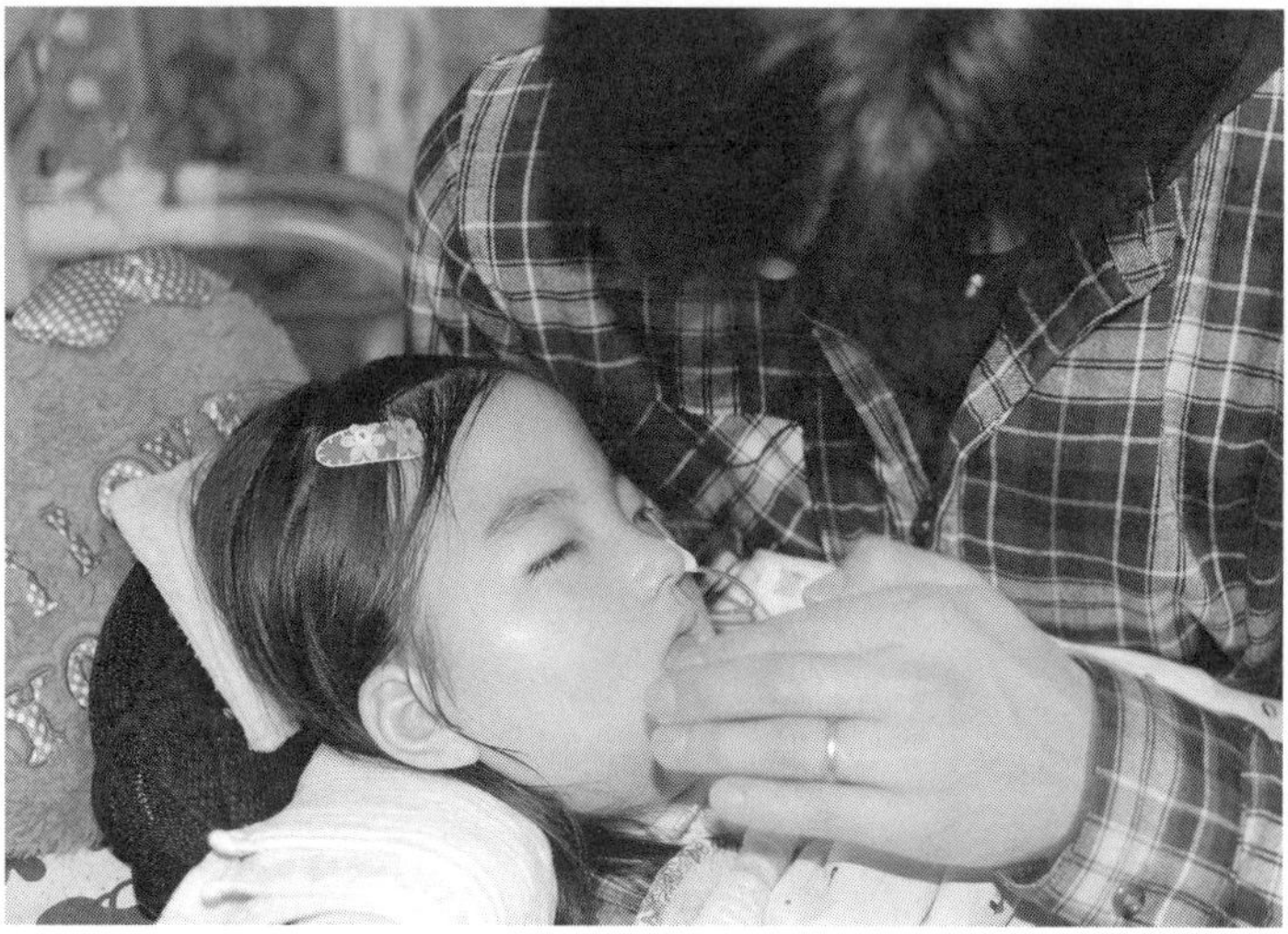

両親は帆花さんに話しかけながら、世話をする。この頃は呼吸器から漏れる音を「声」と受け止めていた（©JyaJya Films ＋ noa film）

共に過ごす時間が長くなるにつれ、理佐さんやヘルパーらがキャッチできるようになった、帆花さんのかすかな「声」。だが、帆花さんと関わりのない人からは「本当に意思疎通できるのか」と疑問を投げかけられることもある。

「『意思疎通ができるのですか？』という質問自体がとても失礼ですが、あの子は聞かれます。試行錯誤するうちにあの子なりの伝え方があると経験の中でわかってきたのです。それで私たちのコミュニケーションは成り立っています。質問する人が考えるコミュニケーションには当てはまらないでしょうし、その質問に対する答えにはならないのでしょう。話がそこで食い違ってしまいます」

医師からも、「ほのちゃんみたいな子は、どこがつらいのかわからないからね」と言われることがある。

「『わからないことはないよ』と心の中で思っています。『お腹が痛い』とは言わないけれど、それまでの経過と帆花の様子を注意深く看ながら触れれば痛いとわかるし、つらいのもわかる。そうでないと帆花が具合が悪いと気づけません。訴えがないということは絶対にないのです」

コミュニケーションの試行錯誤

言葉でのコミュニケーション中心の時代、SNSなどでの言葉だけでのやり取りはすれ違いを生むことも多い。帆花さんの思いを汲み取ろうとする繊細な観察や努力は、むしろ私たちに足りない態度のようにも思える。

「私と夫の言葉でのコミュニケーションの方がよほどうまくいかないことがあるのです。言葉の選び方も違うし、言葉尻を捉えて『それどういう意味?』とか『そんな言い方するなんて!』と怒ったりする。そういうくだらないズレで、本当の問題解決から遠ざかることもあります」

「でも帆花からドーンと飛び込んでくるものに嘘はない。ただ、発しているものを確実に受け取れているのか、常に注意して見逃さないようにするにはものすごく体力がいります。今、こうして他の人と話していても、息の漏れ方やモニター音は無意識に全部入ってきます」

ただ、自宅から一歩外に出れば、そこにはまったく別の価値観が広がる。「帆花さんの意思ってなんなの?」と思う人もいる。指の神経につないで頭に思い浮かべた文字を伝える意思伝達装置や、頭につけて反応を読み取るおもちゃを試みたこともある。

「『お母さんだからわかる』と言われないために、誰にでも意思を伝えられるようにできないか。私たち受け取る側のためじゃなく、帆花のため。もっと何か言いたいかもしれない。私たちがわかっているからいいわけではなく、伝える回路を増やしてあげたいのです」

本人の生きようとする力と、世間の目

お風呂に入れ、髪を結い、絵本を読み聞かせる。祖父母と遊び、動物園に行き、友人一家と誕生日を祝う。


映画では幼い娘を育てるそんな当たり前の日常生活が映し出される。一方で、その生活を否定する「世間の目」に苦悩する姿もカメラは捉える。

「機械がつながっていて生きているのかどうかわからない」

「こんな状態で生きていて楽しいのか」

「無理やり生かされているのではないか」


学生への講演のシーンで、理佐さんは「帆花の姿を見て、もしかしたらそんな感想を抱いたかもしれません」と学生に語りかける。これまで何度も世間から投げつけられてきた言葉だ。

「機械をつけて無理やり生かしていると言われますが、誤解です。彼女は自分の命を精一杯生きている」と理佐さんは反論する。

「人工呼吸器は空気を送っているだけで、呼吸しているのは本人の肺です。肺が機能してガス交換をしているし、肺だけが動いていてもその人は生きられない。体全体が機能していて調和が取れているから生きている。本人の生命力です」

医学的な知見と目の前の娘の姿と

それでも、理佐さんはカメラの前で揺れる気持ちを吐露する。

「自分としては大事なことをやっていると思ってやっているからできているけど、それが本当に大事なのかを疑っているわけじゃないけれど、時々確かめたい時がある」

この時の気持ちを、理佐さんはこう振り返る。

「脳死に近いとする医学的知見と、私が実際みる帆花との乖離に悩んでいる時期でした。脳の機能が失われているならニヤっと笑うことはないはずだけど、私たちには笑っているように見える。目の前の帆花を大事にしてあげたいのに、世の中は『脳死は人の死』という方向に進んでいるようで、すごく苦しんでいました」

映画は帆花さんが小学校に入学するところで終わる。

その後、医療や介護に関わる人以外の人との人間関係が広がり、娘の成長も実感するうちに、この時の迷いから少し脱け出せた。

「この子の暮らしとか成長とか、人の間で育まれるものについて医学は何も説明できない。だから医学的見解だけにとらわれることなく、目の前のこの子を信じようと思うようになりました。小学校2、3年ぐらいから、たんを詰まらせないためのケアもうまくいくようになって、割と心も落ち着くようになりました」

在宅生活を始めてからこの頃まで、繰り返し見る夢があった。小さな帆花さんを抱き上げようとすると首が取れる。ネジで刺さっている首を慌てて戻すと元気なままで、理佐さんは誰かにバレていないか、人の目を気にしている。

そんな夢も、帆花さんの命はそんなに脆くはないと信頼が生まれたことで、見なくなった。

今、帆花さんは中学2年生になり、身長は140センチ、体重は23キロになった。幼い頃にしょっちゅう起こしていた肺炎もほとんど起こさなくなり、たくましくなった。

週3回先生が自宅に訪問して、様々なことにチャレンジする。バランスボールに乗って運動し、調理実習ではクリスマスケーキやお月見の団子を作り、餅つきもした。毎年、近くの東武動物公園に遠足に行き、メリーゴーランドにも乗った。

時折、登校し、親の手を離れて同級生の輪の中に入る娘を見る時、理佐さんは娘の成長を実感する。

「ついさっきまで、『お母さんがいなくちゃだめ』という顔だったのに、『私、全然平気』のような、ちょっと凛とした感じになる。びっくりします。あれは学校に行かないと見られない表情です。あの子は自分の人生を生き、確実に成長しているのです」

両親とヘルパー3人で担うケア　制度も担い手も足りない

帆花さんの介護の様子を見ていると、吸引、排泄の世話、体位交換など、ヘルパーさんが立ったままひっきりなしに手を動かしていることがわかる。

映画の撮影当時は、夜間は夫婦二人だけで帆花さんのケアをしていた。今は両親とヘルパー3人で毎日のケアを行う。

公的な介護時間は徐々に増えていき、今は週40・5時間まで認められるようになった。理佐さんはやっと週3回は寝室で眠れるようになった。

ヘルパーがいない週4日は、昼間、ケアマネジャーとしてフルタイムで働く夫の秀勝さんが午前2時半まで看て、理佐さんが起きてきて交代する。

「本人が寝ていたとしても自分でたんが出せないので、昼間と同じ頻度で吸引しないといけない。夜は静かと言えば静かですが、やらなくてはいけないことはたくさんあるので夜だから楽になるということでもないのです」

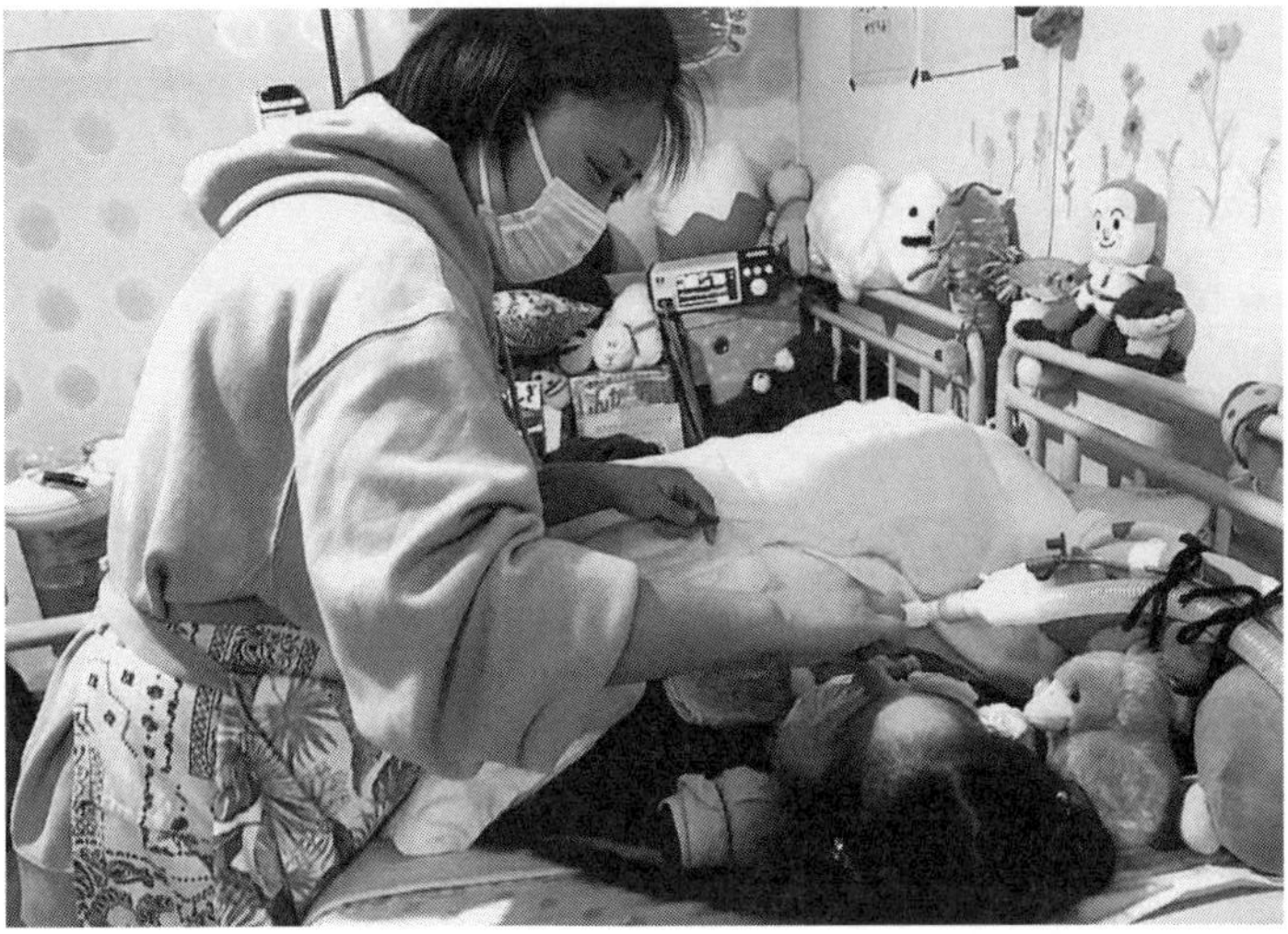

ベテランヘルパーさんが帆花さんの吸引をする。ひっきりなしに手を動かしている

「ただヘルパーさんが一人でも風邪などで欠けると主に私の負担が増え、まだ十分な支援ではありません。帆花のケアに特化した熟練の技が必要なので替えが効かないのです。今も介護体制は綱渡りです」

このような手厚い医療的ケアが必要な子どもが自宅で暮らすための支援制度は薄い。

「施設での医療的ケアにはお金がつくようになったのですが、在宅ではまだ少なく、ヘルパーさんが長時間入れば入るほど1時間あたりの報酬が減る。だから、在宅で子どもの医療的ケアを引き受けてくれる事業所は少なく、担い手もみつかりにくいです」

帆花さんが生まれてから14年間。理佐さんが介護の中心となり、自分の自由な時間はほとんど持たずに生きてきた。

「子育てでもあるのですが、ケアする時は、私は母親ではなくケアする人という意識です。私が今担っている分はいつか誰かに渡して引退したい。あの子自身がいつまでも親にみてもらうのは嫌でしょうし、私がいなくても生きていけるように、あの子の自立のためにいつかケアを手放さなければいけないと思っています」

関わりを放棄される孤独

「世の中で私と帆花の二人っきりみたいな気分になる時がある」

映画の中で理佐さんはそんな言葉をつぶやく。

「ほとんど眠れずに、すごく疲れていた時でした。買い物に出たい時に自由に出られないし、ここに来てくれる人としか接することができず、ベランダから外は別世界のような気持ちになっていました。体調も悪く、私が倒れたらこの子はどうなるのだろうという不安をいつも抱えていました」

帆花さんは愛しく、医療者やヘルパーさんが日々の暮らしを支えてくれている。それなのに、どうしても時折、生きづらさや孤独を感じることがある。

その理由がなんなのか言語化できずにいたが、文筆家、頭木弘樹さんがこの映画に寄せてくれたコメントを見てハッとした。

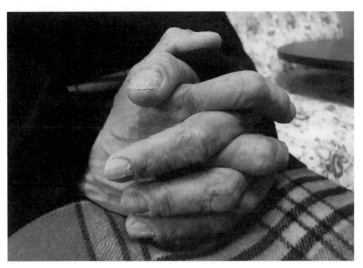

帆花さんをケアし続けている理佐さんの手。持病のアトピー性皮膚炎や感染予防のための頻繁な手洗い、蓄積された疲労などで、荒れた状態が治らない働き者の手だ

誰もが考えるのが「もし自分が帆花ちゃんだったら」「もし自分が帆花ちゃんの親だったら」ということだろう。でも、それはとても想像の及ぶことではない。結局、自分はどちらでもないから、一時的に考えるだけで忘れてしまいがちだ。でも、私たちは「帆花ちゃんの周りの人たち」のひとりだ。それは「もし」ではなく、現実だ。映画の中で帆花ちゃんのお母さんが言っていた。「世の中にあたしと帆花の二人っきりみたいな気分になるときがある」と。こういう映画が撮られ、それを見る人たちがいることの大切さを、とても感じた。「多くの人に見てもらいたい」という決まり文句に、本気をこめら

れたらと願う。

（頭木弘樹さんのコメント）

２０２１年12月18日に都内で開かれた先行上映イベントで、理佐さんは頭木さんの言う「周りの人」の不在が原因だと気づいたと語った。

「『周りの人』とは、違う言い方をすると医療とか介護に関係ない『隣人』。例えば、『うちはこういう子どもがいて』と話す機会があると、みなさん『よくわからないけど大変ね』と言ってくれる。『でも何もしてあげられなくて……』と言い、最終的には『私には何もいう資格がないから』と言われてしまう」

「『何かしてください』と言っているわけじゃないのに、フラットに話ができない、といつも感じていたのです。『周りの人』になってもらえない。帆花も『誰かの周りの人』にさせてもらえない」

「支援者の人たちや関係者たち以外の人は、帆花との関係を放棄していると感じることがあります。意識的に差別しているとかではなくて、むしろ善意や私たちに対する配慮なのだと思います。でもそれが結果的に関わりを放棄していることになっているのではないかでしょうか」

理佐さんは映画を見た人から、「あんなにほのちゃんに話しかけるんですね」と感想を言われて驚いた。

「そういう感想を言っていただくと、『話しますよ。子どもだから』と返せるのですが、やっぱり気を遣っていただいているのだと思います。聞いてもらえたら、『ああそうやってすれ違っていたんだね。でも違うんだよ』とお互いに理解が深まることが実はたくさんあるんじゃないかと思うのです」

私と困りごとのある人との世界は地続きだった

帆花さんが生まれる前、結婚式の挨拶で理佐さんが語った言葉は、その後の人生を暗示するかのようだ。

「今まで私は運命というのは自分の力で切り拓いていくものだという風に強気に生きてきたのですが、一生を共にする人に出会うという運命を知って、運命とは私一人の力で手に入れるものじゃないのかもしれないと思いました」

この言葉について、理佐さんは今、こう振り返る。

「若かったなと思いますし、恵まれていた。昔から、障害、精神障害の人を理解したくてボランティアをやってみたり、LGBTの勉強会に行ったりしていました。自分の中に偏見があることに気づいていて、偏見のある自分ではいけないのだと思っていたからです」

「『自分の世界』と『その人たちの世界』と自分で線引きしているのに、偏見は持っちゃいけないと思っていた。今思えば偉そうですよね。帆花が生まれ、これまでつらさも感じずに生きてこられた自分の特権性のようなことに気付かされて、愕然としました」

結婚前は医療事務の仕事をしていて、生活保護を受けている患者の相談にのることはよくあった。役立ちたいとは思ってはいたが、自分とは違う世界の人だという意識がどこかにあったと今は気づく。

「まさか自分がこういう子の母親になるということは思っていなかった。けれど、私が知る前から、帆花と同じようなお子さんはいたでしょう。それを知らずに生きてきた。だから最初は『違う世界に飛び込んじゃった』と思いましたが、全然世界は違うわけじゃなかった、地続きだった。無知だったのです。自分がもしかしたら病気になって障害を持つかもしれないと考えたこともなかった」

世界の見え方も変わってきた。

「社会は困っている人を助けてくれているものだと思っていたのですが、そのための制度も十分ではないし、何にお金をかけるかは政治も絡んでいます。そんなことも深く考えずに生きていました。多様性が大事だと最近よく言われますが、多様性と強調しながら、線引きをしていることに気づいていないのではないでしょうか。無意識の差別のようなものが自分の中にあることに気づかずに、大半の人は生きていける社会なのだと思います」

言葉で意思疎通がはかれない人を狙って起こされた相模原事件もショックだった。

「一番怖かったのは、あの施設に被害者の方々を閉じ込めてしまった世の中の方で、『自分たちとは関係ない障害がある人が殺された』という世間の反応です。善意の隣人が持っている無意識の差別のようなものが明るみに出た事件でした」

「自分も帆花を育てているからといって全ての偏見が消えたわけではありませんし、私がまだ知らない差別を受けながら生きている人がいることについては知ることすらできていない。でも大半の人は『自分の中には偏見はない』と思いながら、自分たちの世界とは線引きし遠ざけている。そういう怖さは増しました」

生きるとは、関係性を育むこと

帆花さんと生きてきた14年間で、理佐さんは「生きる」ということについて、こう考えるようになった。

「『関係性』なのかなと思います。最初は何もできない子なのかなと思ってしまっていた。何をするにもヘルパーさんの力を借りているのを見ていて悲しくなるだろうと思っていたのですが、人に助けてもらいながら生きるのはすごく大変なことだし、立派なことなのだと気づいていきました」

「私が今、怪我をして動けなくなって看護師さんにお世話してもらうことになったら、すごく居心地が悪いし、『それはいやです』とはなかなか言えないでしょう。だからあの子がちゃんと『いやです』と拒否し、してもらったことに『気持ちが良かった』『ありがとう』という表情をするのは凄いことです。『助けてください』と言って、助けてもらったら『ありがとう』と言う。本来、そうやって人間って生きるものなのではないでしょうか。そこで生まれる関係性があって、助けてくれる人がやがて帆花に愛情を持ってくれたり、この子がもっと頼ったりして、関係性が発展していく。広がっていく」

いのちは一人で完結しているわけではない。関わりの中にあるいのちは、帆花さんを育てなければ気づかなかったことだ。

「まずはそこにいのちがあるということが大事です。その上で、育まれていく関わりが、生きていくということなのだと思います。何をするにしても帆花に動かされているような感じです。きちんと帆花の意思を尊重してくれる人たちに囲まれているのを見ていると、『生きる』ことの最も大切な要素の一つである『出会い』を自分でちゃんと引き寄せ、経験している。生きているなあと思います」

帆花さんと3人でいる時と、夫婦二人でいる時は会話も違う。理佐さんが帆花さんに話しかけると、帆花さんの思いを夫の秀勝さんが答えてくれることがある。逆のこともある。夫婦二人のときにはなかった関係性だ。

「帆花がいなかったら出会えなかった素晴らしい人たちがいるし、こんなに助けてもらえるのも帆花のおかげです。私も主人も人付き合いが上手い方じゃないし、二人だったら全然広がらなかった世界をどんどんこの子が広げてくれています」

「イエスかノーか、正しいか正しくないかをすぐ決めるような世の中ですが、そんな簡単に答えが出ることではありません。帆花の姿を見てマイナス感情を持つ方もいると思いますが、なぜ自分がそんな感情を抱くのかも掘り下げて考えてほしい」

理佐さんは、帆花さんの母親になれて良かったと思っている。

「あのまま何も知らずに生きていたら、大事なものに気づかないまま人生が終わっていたかもしれません。出かけたり、外で美味しいものを食べたりする楽しみももちろんありますが、それをしなくても楽しい時間が持てて、実り多い生活がある。そんな大事なことを教わった気がします」

（2022年1月1日公開記事を改稿）

終章　言葉は無力なのか？

――「家族性大腸ポリポーシス」当事者が遺した問い

「誰かが心の奥底から発した言葉は、人を励まし、生かす」。そんな思いでこの本をまとめ、「はじめに」も書き終えた頃、ビンタを食らうような知らせが届いた。強いショックを受け、自分が綺麗事を書いている気がして、先に進めることができなくなった。

何もなかったふりをすることはできない。当初は入れる予定がなかったこの記事を入れ、彼が最期に置いていった問いを考えると決めた。

＊＊＊

雅也君が私の子どもとしてこの世に生まれてきた
それはとてもすばらしくこのうえないよろこびです

だけどそれは一方であなたに苦しみをあじあわせる事かもしれない
でもね　考えよう一つでどうにもなる事です
あなたが私と同じ病気をするなら　やっぱり親子だなぁーと思ってください
お母さんが頑張ったんだから自分も頑張ろうと考えて下さい
お母さん元気だったでしょう？　やる気だったでしょう？
雅也君にできないはずないじゃない　ネ

息子が幼い頃からそんな遺書を書いて死を覚悟していた母が、相次ぐがんを乗り越えながらも、２０１８年1月、58歳で命を終えた。

遺伝性がんの一つ、家族性大腸ポリポーシス（ＦＡＰ）。親から子へ50％の確率で遺伝し、その遺伝子変異を受け継ぐと、ほぼ１００％の確率でおびただしいポリープが大腸にでき、大腸がんを発症する。消化器などその他の臓器にも繰り返しがんができやすくなる。

母と同じ体質を抱え、一人残された息子、山崎雅也さん（37）は、この病気とうつに苦しみながらも、母からの手紙を支えに生きる。

母方の祖父、母の姉も同じ病気で死亡

山崎さんの母、恵子さんの父は41歳で、姉も23歳で大腸がんによって亡くなった。当時はこの体質を引き起こす遺伝子変異を調べることはできなかった。

不安を抱えながら、恵子さんは16歳で准看護師になり、広島で働いていた。22歳の時に、一人で産んだのが雅也さんだ。

「生まれる前に父は交通事故で亡くなったと聞かされて、一度も会ったことはありません。あとで戸籍を取った時に、父の欄に名前がなく、母が未婚で産んだことを知りました。『嘘ついていたんじゃ。隠しててごめん。けど母さんは母さんじゃけえ』と言われて、それ以上は聞けませんでした。母と二人きりで生きてきたのです」と山崎さんは言う。

1988年、恵子さんは28歳の時、職場の健康診断で引っかかり、大腸の内視鏡検査を受けた。大量のポリープができており、取って調べると大腸がんになっていた。

その時、医師とはこんなやりとりがあったという。

「ご家族に大腸がんで亡くなった人はいますか?」

「姉と父がそうです」

「お子さんの大腸も調べてください。家族性大腸ポリポーシスの可能性が高い」

恵子さんは大腸と直腸を全て摘出する手術を受けた。

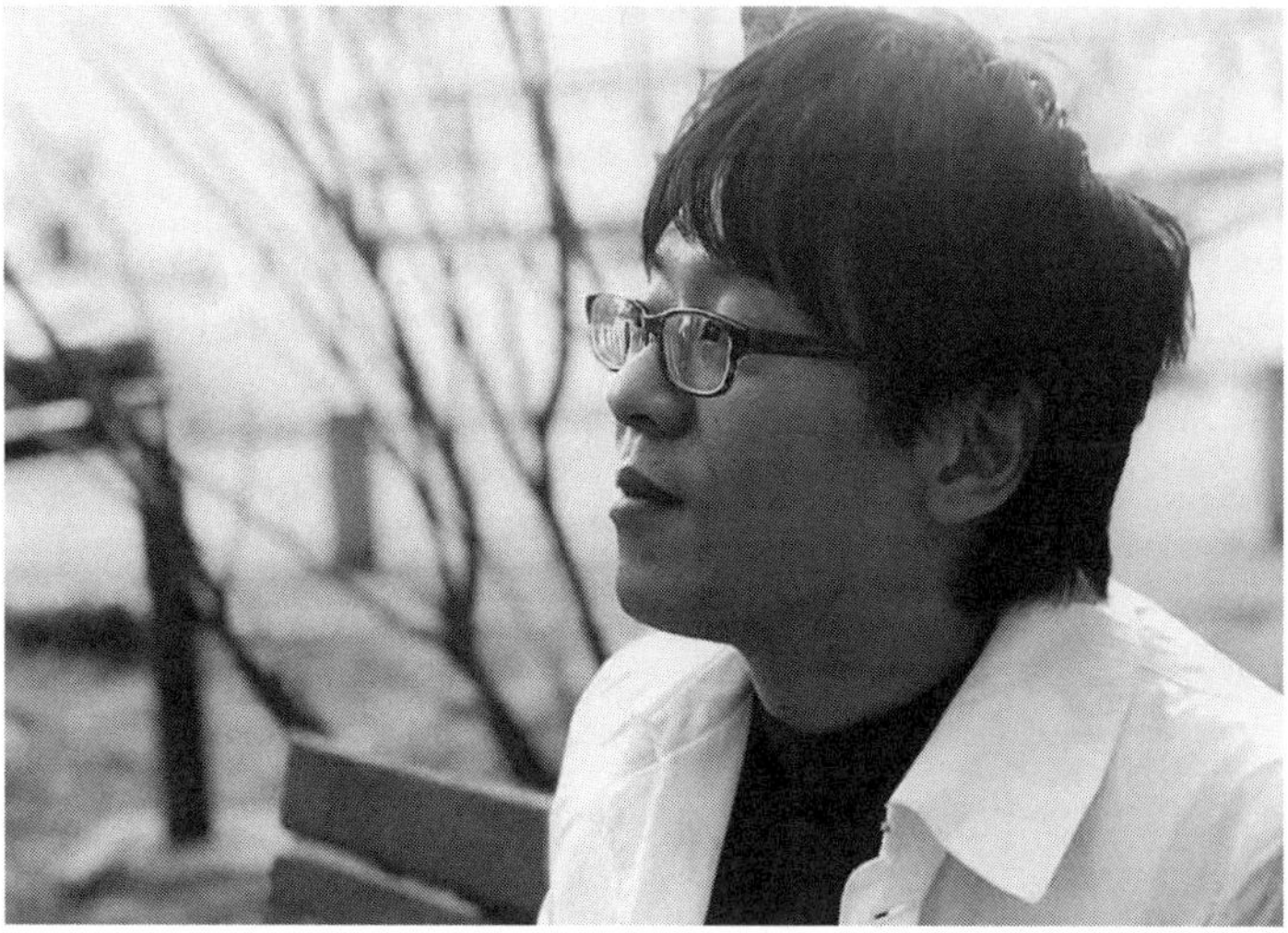

母について語る山崎雅也さん（広島大学病院の庭で）

手術の前に、当時6歳だった雅也さんに向けてノートに書いたのが、冒頭に紹介した手紙だ。

「母は死を覚悟したのでしょう。私にノートを書き、自分の親友と実母、つまり私の祖母にも手紙を遺していました」

親友と祖母への手紙には、雅也さんの世話を頼み、病院に行くように指導してあげてほしいと書かれていた。

遺していくかもしれない息子にノートに書いた手紙

手術は成功し、結局このノートはその後30年近く、雅也さんの目に触れることはなかった。

28歳の若い母親が幼い我が子に向けて遺し

た手紙。息子の成長する姿を想像しながら、伝えたいこと、教えてあげたかったことを詰め込んだのだろうか。

雅也君へ
元気な子に
うそはついても　人をだましてはいけません
友達はたくさん作りなさい
何でも話せる長く付き合っていける親友を一人は作りなさい
本はたくさん読みなさい
趣味もたくさん　いろいろな事に興味を持ちなさい
勉強はしっかりとやりなさい
あそべるうちはしっかりとあそびなさい
年齢に関係なくたくさんの人の話を聞きなさい
音楽もたくさん聞きなさい
映画もたくさん見なさい
何かスポーツをやるといいね
無理に習わなくても学校の中で（クラブ、部）で充分だから

何かつらい時があったらそっと目を閉じて何も考えず心に祈りなさい
悲しい事さみしい事があったなら空を見上げなさい
悩み事があるなら決して夜考えてはダメです
空が明るい時に考えなさい
大事な事を決めなくてはいけない時には
身体が元気で気分が良い時に決めなさい
たとえそれがまちがいだとしても反対する人がいても
自分が決めた道なのだからどこかで誰かがきっと見ていて下さるから
きっといつかわかってくれる日が来るから決して後悔のないように

「あなたの人生においてさけて通れない道なのです」

繰り返し書かれていたのは、家族性大腸ポリポーシスの発症を見逃さないために、そして治療を受けて生き延びるために、病院の受診を促す言葉だ。

雅也君
あなたが病院へ行くのはとてもいやだと思います

けれどこれはあなたの人生においてさけて通れない道なのです
他の事ならどんな事でも許してあげましょう
自分の命だけは大切にと言う 私の気持ちに逆らわないで
自殺行為だけはしないで
病院に行かないという事は
自殺と同じ……
と考えて下さい

あなたが年を重ねるたびに話をしてあげたい事がたくさんある
その年、その年によっていろいろな事……
いろんな事　話をして　笑って　泣いて……悩んで……
だけどそれが出来ない
あなたがどんな人生を送るのか　どんな考え方をしていくのか
今の私にはわからない
だから何を書いていいのかわからない　だから何にも書けない
これから先ずっとずっと長くあなたがりっぱな大人になるまで
そばにいてあげられると思ってた

そばにいたかった……
悪い親だね　何にもしてあげられないなんて
ただできるのは幸せを祈るだけ
いつの日も見守っていたいと思う
今までも　これからも　考えているのは雅也の事だけ……それだけ……
雅也君　いつまでもお母さんの事忘れないで
一緒に笑って　泣いて……
怒った事もたくさんあったね　よく泣いてたね　泣かしたね……
いつまでもドジでまぬけでおっちょこちょいのお母さん　忘れないでね

手術は成功　雅也さんにもポリープが見つかる

母は順調に回復し、そんな手紙を書いたことは息子に伏せたまま親子二人の生活は続いた。そして、母は主治医に注意されていた通り、この遺伝子変異を受け継いでいる場合は大腸がんを発症し始める年齢に差し掛かる前に、息子に大腸内視鏡の検査を受けさせた。小学校4年生の時だ。

まだ幼い体の大腸に、数百個のポリープが見つかった。やはり同じ体質を遺伝していることが明らかになった。

「主治医には『びっしりあったよ』と言われました。子どもでしたからショックを受けるわけでもなく、『ああそうなんだ』ぐらいの感覚でした。むしろ好奇心の方が強かった」

小学校6年生の夏休みに広島大学病院で大腸と直腸を摘出する手術を受けた。一時的に人工肛門をつけ、のちにそれを外す手術も受けた。退院は10月になった。

「手術が怖いとか、自分は死ぬのかもしれないとは思いませんでした。母から言い聞かされていたので、大腸を取ったら治るんだとだけ思っていました」

母と共に、この病と付き合う人生が始まった。

母は39歳で十二指腸と膵臓がんに　自身も相次ぐ手術

恵子さんは39歳の時、背中の痛みを訴えるようになった。検査の結果、十二指腸と膵臓にがんが見つかる。雅也さんが17歳の時だ。この時も手術を受けて、がんが検査では見当たらなくなる寛解にまで持ち込んだ。

山崎さん自身も体調不良が続いた。

24歳の時のある夜、家で過ごしている時に急にお腹が痛くなった。車を運転して大学病院に行き点滴をうってもらって帰ったが、痛みが治まらない。

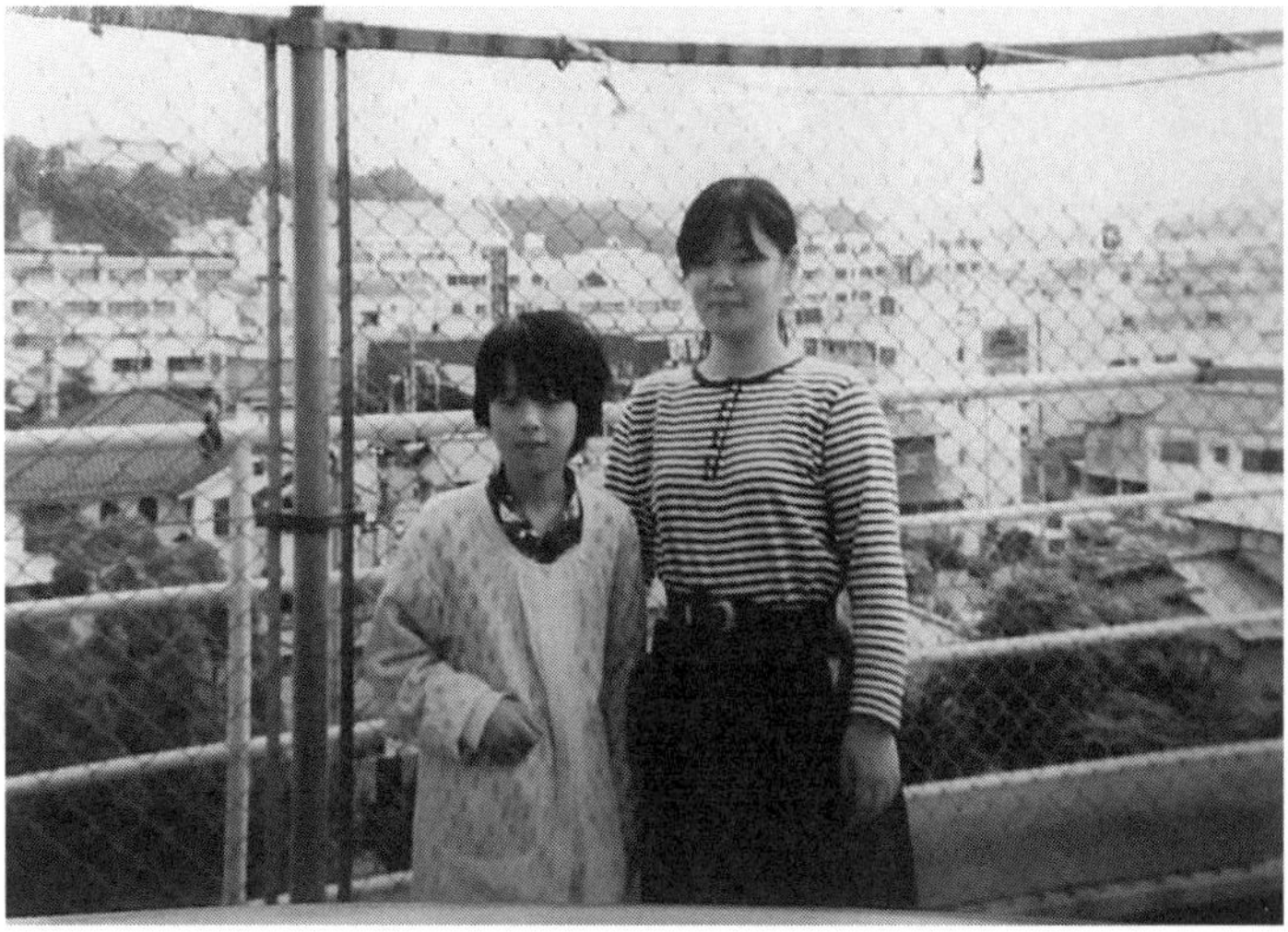

大腸と直腸を摘出する手術を受けた11歳の時の雅也さん（左）と母・恵子さん（山﨑雅也さん提供）

日付が変わるころに再び救急車で病院に行くと、小腸が壊死して酷い腹膜炎を起こしていた。緊急手術をし、1週間、ＩＣＵ（集中治療室）で治療を受けて、命を取り留めた。

「こんな体質なので、母にも繰り返し病院に行きなさいと言われ、それまで年に1回は通っていたのです。でも、20代になると仕事や恋愛が楽しいし、お金が入ると遊ぶし、通院がおざなりになっていました。きちんと通わないと怖いことになると痛感しました」

27歳の時には胆のうを摘出し、十二指腸にできた腫瘍も内視鏡で取った。

34歳の時には再び十二指腸、胃、十二指腸と3回手術をした。手術の合併症で腸閉塞も繰り返した。入院と手術ばかりの青年時代だった。

入院仲間との交流　支え合いとストレスと

それでも心を持ちこたえてこられたのは、自分よりも重い症状に苦しむ患者仲間を何人も見送ってきたからだ。

「それに比べたら自分なんてずっとマシな方じゃと思ってきました」

肝臓がんで入院していた60歳の男性は、喫煙禁止の病院の庭の東屋でこっそりたばこを吸う時に話をするようになった患者仲間だ。金箔を貼る職人だったその男性は、「喫煙者は肩身がせまいよな」とよく話しかけてくれて、仕事や家族のことを語り合った。

退院後、たまたま病院に会いに行った日に男性は亡くなった。既に意識不明の状態で、親しくなっていた山崎さんも家族と一緒に臨終に立会った。男性の娘たちに請われて、通夜も一晩中付き添った。

肺がんで膵臓にも転移していた別の60代の建築会社の社長の男性は、入院中、自身の特別個室に「やまちゃん、来んさい」とよく声をかけてくれては、可愛がってくれた。

山崎さんが退院してからも、仕事が終わった午後10時頃によく訪ねた。朝までたわいもない話をして語り明かすこともあった。

ある日、いつも明るいその人がポツリとこう漏らしたのが忘れられない。

「長生きするつもりはないけど、今、この病気になる予定じゃなかったんじゃ」

山崎さんは男性の手を握って、「来年も再来年もこうやって話しているような気がしますよ」と答えるのが精一杯だった。「ありがとう。頑張ってみるよ」と答えたその男性も、間もなく亡くなった。

一方、病院の狭い世界で、人間関係がこじれたこともある。入院中に交際していた難病の女性が、自分を独占したかったからか、あちこちに嘘をついては他の入院仲間と自分を仲違いさせようとしていたことに気づく。

そこに可愛がってくれた男性社長の死が重なり、ストレスで不眠がひどくなった。食欲がなくなり、好きな音楽が不協和音に聞こえる。明るい部屋が暗く感じられるようになり、運転している車のブレーキをすぐに踏めなくなった。

精神科を受診すると、「うつ病」と診断された。薬を飲み始めたが、その後もずっとこの病からは逃れられなくなった。

56歳で母が肺がんに　そして、再発

2016年2月頃、今度は母の咳が止まらなくなった。ステージ2の肺がんだ。

「母は酒もたばこもやらないのですが、今度は肺に出たのかと思いました。ただ家族性大腸ポリポーシスとの関連はわからないと先生には言われています」

肺の左下葉を切除する手術を受け、手術後に抗がん剤治療も行った。今度もきっと母は回復すると信じていた。

ところが、経過観察中の２０１６年11月、ＣＴ検査で両側の肺に再発が見つかる。すっかり体力の亡くなった母のために山崎さんは仕事を辞め、看病に専念した。

だが通院で抗がん剤治療をしても効果が見られない。２０１７年のクリスマスには、自宅でほとんど起き上がることができなくなり、救急車を呼んだ。

一人で主治医に呼ばれた山崎さんは、「肺の80％が真っ白です。いつ亡くなってもおかしくない。覚悟しておいてください」と告げられた。

外泊で最後のお雑煮　ノートの遺書を見えるところに

２０１７年12月27日、帰宅を希望していた母を一時外泊させた。主治医から「今後は家で過ごす時間が重要になってくると思います」と言われ、モルヒネと酸素療法を始めて、家に帰らせた。

12月31日の大晦日には、母が自ら台所に立って年越しそばと雑煮を作ってくれた。

「一緒に食べた最後の手料理でした。いつもどおりの味で美味しかった。母も食べることができました」

食べた後はずっと眠っているような状態になり、その日のうちに再入院した。

その外泊の時、母の部屋の目に付く場所に、見慣れないノートと封筒が置いてあるのに気づく。30年前、母が最初の手術を受けた時に幼い自分に向けて書いた手紙だった。

「母は今度こそ本当に死を覚悟して置いたのだと思います。こんなことを書いていたのかと驚きました。でもその時は軽く目を通しただけでした」

年が明けた1月6日に最後の一時帰宅をした。一泊する予定だったが、「体がきつい」と言って、その日のうちに病院に戻った。

「一時帰宅の前日、珍しく『本当にいい子に育ってくれました』と照れ臭そうな顔で笑いながら言ったのを覚えています。とても体調は悪かったのだと思いますが、それでも僕はまだ死ぬとは思っていなかったのです」

だが母は最期が近づいていると気づいていたようだ。

「まーさん手を貸して」

そんな風に言って息子の手をぎゅっと握り、こう言った。

「私、向こうに行くのが怖い。死ぬのが怖い」

返す言葉がなく、「困ったなあ」と言いながら手を握りかえすしかできなかった。

再び入院した母はそれからずっとうとうとするような時を過ごした。母が逝って一人になってしまうのが怖い。山崎さんが「困ったな。困ったな」とつぶやくと、今度は「なるようにしかならん」と母から励まされた。

亡くなる日の朝、「まーさん、私いますごくしんどい。しんどいというのをただそれだけわかってほしい」と母が弱音を吐いた。手を握って頷くしかできない。それが最後の会話になった。

1月29日の朝8時ごろ、朝食を食べに病室を出て戻ると、既に意識はなく、あごをあげるような呼吸が始まっていた。亡くなる直前にみられる下顎呼吸だ。

ずっと手を握り、「ありがとう」と耳元で何度もささやいた。午後1時11分、一人ぼっちで、たった一人の家族を見送った。

享年58歳。死後の病理解剖で、胃にもがんができていたことがわかった。

「母が亡くなったんです」　大将にかけた電話

たった一人の身内を亡くして、山崎さんは途方にくれた。その時、なぜあの「大将」を思い出したのかはよくわからない。

時折、暇つぶしに通うパチンコ店で顔見知りになり、コーヒーの奢り合いをするようになった造園業の親方だ。妻をがんで亡くし、子どももいないその人は山崎さんを可愛がってくれ、「大将」と呼んでいる。

「仕事が暇な時に手伝いに来んさい」と誘ってくれ、数日手伝いに行ったこともあった。

母が亡くなる前には、仕事の手伝いの帰りに、スーパーの握り寿司を買ってくれて「うまいけえ、母さんに食べさせてやれ」と自宅に寄って母に渡してくれた。

「母も喜んでいました。ありがとうございます」と後日お礼を言うと、「礼なんてわしに言う必要はないんよ」と言ってくれた。

母を看取った日の夜、一人で家に帰ってから、なんとなく大将に電話をした。

「あの時のお寿司、ありがとうございました」とまた礼を言うと、「その話ばかりするのう」と笑った。「実は今日、母が亡くなったんです」と告げた。

「よう言ってくれたのう。葬儀はするんか?」。大将は集会所で開いた葬儀に来てくれて、葬儀社のスタッフと一緒に棺を霊柩車まで担いでくれた。

「おかげで僕は遺影を持ったまま霊柩車の助手席に乗ることができました。だから大将には足を向けて寝られないんです」

住む場所もなくなる? 「母さんに会いたい」と自殺未遂

親戚とは縁が切れており、母の死を本家に連絡すると、「墓には入れてやるし、初盆には盆灯篭を出すけれども、それ以上は一切する気はない」と突き放された。「天涯孤独の身になった」と実感した。

その後、しばらくどうやって生きていたかは覚えていない。

四十九日の納骨を終えてからは、自暴自棄になって遊びまくった。

貯金も尽きた頃、追い討ちをかけるように母名義で住んでいた公営住宅から「今後も住み続けるには親族の保証人が必要です」と言い渡された。

相談した大将は、「役所に交渉して無理だったら、俺が保証人になってやる」と言ってくれたが、他人にそんなに甘えられない。家族も失い、家も失う。自分にはもう何も残されていない。

その時ふと、四十九日の法要で寺の住職から、「もうお母さんは浄土に行って懐かしい人たちと会っている」と言われたことを思い出した。

「『僕もそこに行きたい。母さんに会いたい』と思いました。死の向こう側に行けば会えると思ったんです」

母は40代半ばから統合失調症も抱えていた。２０１８年のゴールデンウィークの最終日、自宅で母が残していた19種類の薬の１ヵ月分を一気に飲んだ。

昏睡から目覚めたのは2日後だ。なぜかベッドの下にいて、体を動かそうとしたら足がほとんど動かない。部屋を這って入院に必要な下着などを用意し、救急車を呼んだ。

「よほど生きたかったのでしょう。家の鍵も渡して、救急隊員さんに鍵もかけてもらいました。人間の生存本能なのでしょうね」

母が亡くなり、自分も通院している広島大学病院に運ばれ、3週間入院した。抗精神薬を大量に飲んだ結果、命に関わる「悪性症候群」の他、脱水や肺炎も起こしていた。「1日遅れていたら死んでいたよ」と言われた。

診療してくれた消化器内科の主治医は、母が亡くなったことを知っていた。

「一人になって寂しいという気持ちは全部わかってあげることはできないけれど、でも山崎君が今生きているということは、多分そういうことなんじゃないかなと思います」と言ってくれた。

「そういうこと」がどういうことかわからなかったが、たぶんかける言葉がないのだろうと思った。思いやりを感じた。

生きるための支援　生活保護や仕事

退院が近づくにつれ、再び憂鬱になった。

病院を出たらまた一人になるし、住む場所さえなくなるかもしれない。

だが、病院の医療ソーシャルワーカーが役所と精神科に連絡を取ってくれた。退院する時には役所の人も付き添ってくれて、一緒に精神科の診察に寄ってから、自宅まで送ってくれた。

役所の人はそれ以降も親身になって相談にのってくれ、生活保護も受給できるようにしてくれた。

　大将が役所に掛け合ってくれて、公営住宅もそのまま住み続けられることになった。大将は「俺の仕事を手伝わないか？」とも言ってくれて、大将のところで継続的に働き始めることになった。

　新しい生活が回り始めた。

揺れ動く心　支えたのは母の手紙

　それでも今もまだ、落ち込むことはある。

　十二指腸に再び数多くのポリープができているので、近くまた手術を受けなければならない。

　２０１８年の11月頃にも、再び「去年の今頃は母さんがいた」と落ち込んで、処方されている精神科の薬を飲み過ぎた。救急車で運ばれて治療を受けたが、孤独感はどうやってもおさまらない。

　ふと手に取ったのが母の残した手紙だった。

　　まさや君がどんな子になろうとも
　　どんな人生を歩もうとも

私はいつも見ています
悲しい時も　つらい時も　きっとあると思う
だけどくじけないでしっかりと立ちなさい
あなたの人生はあなたのものだから
それからもうひとつ
決して　決して　自分の命を粗末にしてはいけません
人生を投げ出さないで一度しかないのだから
途中で　死など考えてはいけません
それだけは許しません
思い切り生きなさい

ツイッターで母の手紙を公開

その時、自身の病気のことと共に、母の手紙をスマホで撮ってツイッターに投稿した。この手紙をタイムラインで見かけて、山崎さんに関心を持ったのが東京にいる私だ。「仕事を終えて飲む酒は最高」という私の脳天気なつぶやきに対し、「健康な人はそれができて羨ましいですね」と皮肉る返信を見知らぬ山崎さんが入れてきたのがきっかけだった。

「社会的信用もあって、家族もいて、酒も飲める。いい身分じゃのうと突っかかったんです（笑）。当時はフォローもしていなかったし、なんで岩永さんだったかはわからない。たぶん、リツイートで回ってきたのでしょうけれども、縁なのでしょうかね。まさか返事が返ってくるとは思わなかった」と山崎さんは笑う。

山崎さんのプロフィール欄を見に行くと、家族性大腸ポリポーシスの患者であることが書いてあった。私は以前、この病気について取材したことがある。患者会情報などのメッセージを送って、やり取りが始まった。

「死にたい」と繰り返しツイッターでつぶやきながら、生き抜くように息子に語りかける母の手紙を何枚も公開する山崎さん。

そんな山崎さんのことをもっと知りたくなり、取材を申し込んだ。

2019年2月に広島に行き、広島大学病院のデイルームで2時間半話を聞いて書いたのがこの記事だ。

取材直前の1月、「めげそうになったけどなんとか生きていくよ。私は死なない」と固定ツイートにしているのも見かけた。

「自分を愛する気持ちがまだ残っているのだろうと思います。遺伝性の病気も成り行きに任せるしかない。天涯孤独であることは変わらないし、病気を持っていることも変わらない。それでも明るく生きるしかない。そんな気持ちで、なんとなく母の手紙をアップしたのだと思います」

その後も、気分の上がり下がりはあるけれど、山崎さんは体調を崩しながらもなんとか生きている。そのそばには母の手紙がいつもある。

「幸せになってね　笑っていてね」

幸せになってね　幸せになってね
誰よりも　誰よりも
どんな事があっても心だけは貧しくならないで笑って生きて行こうね
雅也君の笑っている顔が一番好き　どんな顔よりも笑顔が一番最高！
雅也君　お母さんの事好きだよね　お母さんも雅也君が一番好きだよ
一番好きだよ　この世で一番好きだよ
どんな人生になろうともくじけないで
あなたが悲しいと私も悲しい　あなたが涙流すと私も涙が出てくる
だけどあなたが笑ってると私もうれしい　あなたがよろこんでいると私も幸せ
いつまでもいつまでも見ているから
遠くの空の上から見ているから

空を見て　星を見て　雲を見て　月を見て　空にあるもの何でも見て
お母さんが見えてくるかもしれない
きっといつか逢える日が来るから
ずっとずっと先の事だけどきっと逢えるから
あなたがもっともっと年をとってからその日まで元気でいてね
幸せになってね　笑っていてね　私の雅也君

＊＊＊

突然の自死　直前まで交際していた恋人に会いにいく

「山崎は自宅で亡くなったと警察から連絡がありました」

前掲の記事を出して8ヵ月後の2020年1月19日、ツイッターのメッセージで山崎さんの自死の知らせを受け取り、呆然とした。

記事について彼は「自分の足跡が残せた」と喜んでくれたが、その後も精神的な不調の波は続いていた。家族性大腸ポリポーシスやうつ病の他に、発達障害（ASD）による生きづらさにも苦しんでいた。

記事を出した直後、母親が亡くなった頃に付き合っていた恋人から連絡があり、「山崎さんとはもう一切関わりたくないから私について触れている部分は削除してくれ」と激しい剣幕で言われたことも印象に残っていた。私が取材した時も新しい彼女とケンカをして距離を取っているということだった。寂しがり屋ですぐに周りの人と親しくなるのに、人間関係がうまくいかない。人とつながりたいのに、つながれない。そんなつらさをいつも抱えているようだった。

その後も、仲直りした新しい彼女との幸せそうなツーショット写真や、彼女への想いを伝える投稿をツイッターで度々見かけて微笑ましく思っていた。だが、その彼女とも1年ほどで別れ、再び「死にたい」という投稿を繰り返すようになっていた。

その頃から不可解な行動も始まった。ツイッターやインスタグラムで新しいアカウントを作ってはアカウントをフォローし、こちらがフォローし返すとそのアカウントを消すことを繰り返す。「自分のことを気にしてほしい」とサインを送っている気がして、携帯電話やツイッターのメッセージに連絡したが、つながらなかった。

その時でさえ、母親のあの手紙の写真をツイッターに繰り返し投稿していた。心配しながらも、あの手紙がある限り彼はなんとか生き延びていくのだろうと私は勝手に思っていた。だがそれは間違っていた。

山崎さんの死で「人が心の奥底から発した言葉は、誰かを生かす」と信じてきたことが、あっさり覆された気がした。あの手紙が彼を救わなかったのなら、言葉は無力じゃないか。

自死を知らせてくれたのは、直前まで交際していた杏さん（仮名、27）だ。山崎さんが最後にどういう状態だったのか知りたくて、九州の自宅に行き話を聞かせてもらった。

ツイッターで始まった交際

二人の出会いもまたツイッターだった。

杏さんは2018年の夏、うつ病と診断された。抗うつ剤を飲み始め、吐き気などの副作用がつらくてたまらない。「同じ境遇の人と話したい」と精神的な不調で苦しんでいる人のツイッターアカウントを片っ端からフォローし、10月に山崎さんとつながった。

「話を聞いてあげようか？」と山崎さんからメッセージが来て、最初は警戒しながら無料通話アプリで会話した。ところが話を聞いてくれるはずの彼は、自分の話ばかり一方的にする。

「『なんなのこの人！』と思ったのです（笑）。すごくどうでもいいことばかり話してきて、それはそれで自分の悲しさが少し和らぎました。期待とは違ったのですが、ある意味、元気付けられたのかもしれません」

それから互いに連絡を取るようになり、憎めない性格だと思うようになっていった。

初めての対面も唐突だった。九州に住んでいる杏さんに対し、夕方に急に広島にいる山崎さんから、「今日レンタカーで行くから会おうね」とメッセージが入る。

「私の仕事が終わった6時過ぎぐらいに、『着くのはたぶん夜中の2時ぐらいかな』と一方的に言う。『次の日仕事なんだけど』と言ったら、『それまで寝とけばよくない?』と返されて、なんて自己中な人なんだと思いました」

結局会えたのは、空が明るくなり始めた朝4時頃。街をドライブしながらたわいもない話をし、明け方、自宅のシングルベッドで一緒に仮眠を取った。

「よくわからない出会い方でした。生きるのがしんどいという話を互いにして、不安になると人に抱きしめてほしくなる私は、彼に抱きしめてもらったりもしました」

よく考えると、この頃、山崎さんは二度目の自殺を図っていたのだ。ギリギリの精神状態で杏さんと出会っていた。

その翌月の12月に改めて昼間のデートをした。互いに離れがたくなって付き合うことになった。

山崎さんは最初から、自分の病気や境遇について全て杏さんに話していた。

「私もそうなのですが、彼は人との距離の詰め方がおかしかった。うつで働けず障害者手帳を持っていて障害年金をもらっていること、遺伝性の病気があることも最初から全て聞いていました。亡くなったお母さんのことも最初から詳しく話してきたので、よく知らない人の親の深刻な話を受け止めるのが難しかった。彼はずっとお母さんのことが頭にあって、何かにつけてお母さんの話をしていました」

母親との別れのつらさに比べると、自身の家族性大腸ポリポーシスについては、それほど悲観的ではないように見えた。

「なるようにしかならないという態度だったのですが、十二指腸の一部ががんになりそうで不安だ、とは話していました。手術すれば数ヵ月入院しなければいけないし、体に傷も増えるし嫌だと言っていました」

山崎さんはレンタカーで車を借りては、杏さんの仕事が忙しい時に、泊まり込みで家事をしにきてくれるようになった。掃除や洗濯をし、ご飯を作って自宅で帰りを待っていてくれる。ホットケーキや豚キムチ、シチューなどをよく作ってくれた。体重が30キロ台の杏さんに、「もっと食べて太れ」と食べさせるのが嬉しそうだった。

窃盗事件「この人との将来を描けない」

だが、いつものように泊まりに来て、広島に帰った直後の2019年6月、急に連絡が取れなくなる。

「『長距離運転して疲れたな』『お疲れ様』とやりとりした後、LINEの既読がつかなくなりました。どうしたんだろうと思っていたら、警察から電話がかかってきたのです」

警察は何も教えてくれなくて、最初は彼が事件に巻き込まれたのかなと心配した。その後、検事から電話がかかってきて、彼がコンビニで盗んだコンドームなどが杏さんの家にあるか確認された。山崎さんは窃盗容疑で逮捕されていたのだ。

腹を立てた杏さんは、「もう二度と関わりません」と山崎さんに手紙を書いた。しばらく経ち、広島拘置所から「本当に申し訳なかった。自分は最低だ」と返事がきた。

「それを読むと不憫に思うところもあったので、『手紙だけなら話も聞くし、できる範囲で返事も出す』と返しました。彼からは毎日届いて、私からは週1回ぐらい返す。別れた方がいいと思っていたので、会いには行きませんでした」

杏さんは公務員だ。恋人が警察に捕まるような行動を取ったことに強いショックを受けた。

「これは犯罪ですし、明らかにまずい人だと思いました。私の仕事上も、そういうことをする人と関わるべきではないと思ったのです。精神科の先生にも、『これを機会に別れた方がいいんじゃないか』とアドバイスされました」

それでも文通を続け、有罪判決でも執行猶予がついた山崎さんは2019年8月に外に出てきた。

「『死にたい。もう無理だ』と言うばかりだったので、私もつい、『じゃあうちに来る?』と言ってしまいました。彼も来たがっていたわけではなく、精神的に限界だから来るという感じでした」

杏さんも寂しさから山崎さんへの依存を断ち切れなかった。別れないといけないと思いながらも、以前のような付き合いを続けた。

「生活保護を受けていることも少し前に知り、彼とは将来を描けないのだろうとうっすら思っていました。窃盗事件以降は、私が働いている間に彼が楽しいことをしていると腹が立って、喧嘩も増えました。彼の抱える様々な事情を冷めた頭で見るようになっていました」

彼の病気のことを気にしていたわけではない。

「彼はいつも『早めに死ぬだろうな』と言っていましたが、正直、遺伝性の病気のことはあまり現実味がなかった。メンタルの問題についても、私も同じような病気があるからお互い様だと思っていました」

「でもせめて週1回でも働けないのかという厳しい気持ちを彼に対して抱いていました。普段は元気だし、カラオケも好きだし、車も運転する。『私はうつで苦しくても毎日仕事に行っているのに』と批判的な目で見るようになっていました。本人にもそう言うと、『君は恵まれた環境にいるからそんな風に思うのだろう』とか『生活保護を差別しているのではないか』と反論されたりもしました」

「『働いたらいいじゃん』と言い返すと、『どうせみんな差別するし、俺から離れていくんだ』と言い出すので、『そんな話はしてないでしょ！』と言い返す。すっかり行き詰まっていました」

別れ

気持ちがどんどんズレていきながらも、ずるずると関係は続く。

2019年のクリスマスは二人とも体調が悪かった。どこにも出かけず杏さんの自宅で寝込んでいた夜、彼がプレゼントをくれた。ベージュのジャケットだ。

「私はベージュの服が好きじゃないと前から何度も伝えていたのです。『嫌いなのはわかるけど、似合うと思うから着てほしい』と渡されて怒りました。『あげなきゃよかった』と言われ、この人はずっとこうだったと思いました。私が求めているものをくれるのではなく、自分が与えたいものを一方的に与えてくる。それを全然変えない。年が明ける前に別れようと決心しました」

翌日、「本当に終わりにしたい。嫌いになったわけじゃないけれど、私も結婚してみたいし、ずっと一緒にいられないから別れてほしい」と告げた。最初は冗談だと受け止めていた山崎さんも、杏さんが顔色を変えずに話し続けると黙り込み、翌朝、自分の荷物を整理して出ていった。

「『急に振られた』と私の仕打ちをツイッターでつぶやいて、荒れていました。反応したらまたずるずると続いてしまうので、一切反応しませんでした。家族がいない彼に、年末年始の一番寂しさを感じるタイミングで別れを切り出したのは悪かったなというのは後で気づいたことです。お母さんの命日も1月ですし、時期が悪かったと思います」

自死の連絡

ツイッターはずっと見ていて、「死にたい」「死ぬ」など、死を匂わせる言葉を連発しているのを見て心配した。

「私の気を引くために言っているのか、本気で言っているのか区別がつかない。心配すると同時に、『どうせまた言っているだけだろう』という気持ちも半分ありました。前も死にたいと言っていたし、そういうことを言えば周りが慰めてくれる。私からの連絡を待っているのかなとも思いました」

だが、1月2日のつぶやきを最後に投稿が止まる。1月18日の土曜日に外出している時、警察から携帯に電話がかかってきた。

「『山崎雅也さんのお知り合いの方ですか?』と言われて、『そうですけど』と答えたら、『連絡がつかないという方の通報を受けて家に入ると、亡くなっていることがわかりました』と言われました」

自死だった。呆然としたまま家に帰り、とにかく何も考えたくなくて薬を飲んで寝た。目が覚めると胸が苦しい。友人が駆けつけてくれて、月曜日に精神科に付き添ってくれた。

『たぶん私が殺しちゃったと思います』と泣いて混乱していました。先生は、『私も年に一人か二人患者が亡くなることがあって、ショックを受ける。自死で亡くなる人は一つの原因ではないから』と言ってくれました。『一つのはっきりした原因ではなくて、いろんな事情があった上で終わりにしてしまう。年末に別れたこともたぶん関係はあると思うけど、それだけじゃない』と言われました」

いつもより強めの薬を処方してもらい、病院から改めて警察に連絡すると、身内がいないので遺体は市に引き渡したという。翌日、市役所に連絡をしたら、「今日火葬します」と言われた。

「2時間後に火葬すると言われて、会えるのは最後になるから行きたいと思いました。職場に休みの連絡を入れて、『今から行きます』と市役所の方に言ったら、予定より遅れて着いたのに待ってくれていました。焼かれる前に対面することができました」

遺体は黒い袋に覆われていた。

「開けるのが怖くて、ああどうしようと思ったけど、中にいるのは彼だからと思って開けたら、髪の毛が見えて、ああ本当にこの中にいるんだと思いました。もっと開けたら顔も見えて、ほっぺたも触ったけど氷みたいに冷たくて。ほっぺたが柔らかい人だったのにとても硬くて、本当に亡くなったのだと思いました」

火葬の立ち会いは杏さん一人だけだった。役所の人は火葬後しばらく経ってから手続きにきた。

「顔を見た後なので、火葬中は涙が止まりませんでした。彼の体はもうこれでなくなるし、二度と会えないと思いました。火葬場には家族でぞろぞろ来ている人たちもいました。彼も普通の家庭に生まれていたら、最後に振った私ではなくて家族に囲まれて見送られるはずだったのに、最後も寂しいなと思いました」

その後、杏さんは精神的に酷く落ち込み、一時休職もした。杏さん自身、今も時折、ツイッターで「死にたい」とつぶやいている。時折、山崎さんのことを思い出しては、二人でいた頃の彼の写真を投稿している。

「死にたいと思うこともあるけれど、私には勇気がなくてできない。死ぬのは怖いし、薬に頼りながら生きていくしかないです」

九州の杏さんの自宅には、窓際の棚の上に小さな骨壺と山崎さんの写真が置かれていた。火葬場の人から「お骨を持って帰りますか?」と聞かれ、一部持ち帰ったのだ。オレンジ色のばらが1本、空き瓶に入れて手向けられていた。

「彼のお母さんが入るお墓に一緒に入れるのが一番いいと思うのですが、連絡を取る手段がない。どうすべきなのか正直、今はわかりません。彼は以前、『どうせ自分が死ぬ時は家族もいないし、無縁仏になるのだろうけれど、それはすごく嫌だ』とずっと言っていたから、一部だけでも持って帰ってあげたかった。私を恨んでいるかもしれないけれど、寂しかったよね、という思いがあったから」

「すごくさみしい結果に終わってしまったし、彼が私に出会えてよかったかはわからないです。でも、私は会えてよかった。楽しかったし支えてくれた。でももうちょっと彼が幸せに生きられたらよかったのにと思います」

慕って、信用してくれた

杏さんの他にもう一人、私は話を聞きたい人がいた。山崎さんを雇い、何かにつけて面倒を見ていた造園業の大将、長見三雄さん(72)だ。山崎さんからは苗字の読みしか聞いていなかったので、確信が持てないまま、ここではないかと絞り込んだ家を訪ねた。

二度目の訪問で赤黒く日焼けした小柄な男性がシャツを着直しながら玄関先に出てきた。山崎さんのことについて聞きたいと語りかけると、「山崎さんのことは音信不通になっていて何もわからないんですよ」と目を伏せた。山崎さんのことを知っている。間違いなくあの大将だ。「自殺で亡くなられたのはご存じですか?」とさらに問うと、「ああ知っているのですね」と警戒が薄れた。「自分から人に話すようなことではないことですから、黙っておこうと決めていました」と言う。

山崎さんの取材をしたことがある記者だと自己紹介し、「山崎さんの死がやりきれないので、山崎さんが信頼していた大将に話を聞かせてもらいたい」と思いを伝えた。立ったままじっと私を見ていた長見さんは、上がりかまちにゆっくりと腰を下ろした。火をつけないままのタバコを片手に、ポツポツと話し始めてくれた。

5～6年前に行きつけのパチンコ店で知り合った山崎さんは、若いのに人懐っこく礼儀正しい青年だった。会えば会話を交わすようになり、コーヒーを奢り合う仲になった。長見さんにも最初から自分の病気のこと、母親の病気のことまで全て打ち明けてきた。

「人間が正直で、ものすごく慕うてくるし、ものすごく信頼してくれる。そうなるとこちらも可愛いじゃないですか。それまでも何人かのパチンコ仲間にうちの仕事を手伝ってもらうことはあったのですが、いつの間にか山崎君がメインになっていました」

要領が良いわけではないし、仕事でミスをすることもあった。でも、事情を抱えた人や障害がある人を何人も受け入れてきた経験がある長見さんは、決して山崎さんを突き放さなかった。

「怒ったこともないです。この年になると色々な人と付き合うてきとるから、ああいう子にはどう接したらいいのかわかる。これまでの仕事はどれも長続きしなかったと聞いていましたし、障害や心配事があっても一日一日を大事に生きてほしいと思っていました」

そんな気持ちに応えるかのように、山崎さんは懸命に働いた。「今日は早く切り上げようか」と長見さんが声をかけても「これだけ終わらせちゃいましょう」とキリのいいところまで仕上げてくる。仕事先の個人宅でも礼儀正しく振る舞い、「ええ子を雇ったね」と褒められたことも一度だけではない。

そのうち長見さんは、経済的に余裕がない山崎さんの生活まで気を配るようになっていった。

「パチンコも私がブレーキをかけるようにしていました。『ハマりすぎるなよ。1日に500円か1000円にしてそれ以上はやるなよ』と言ったら守りよったです。一人でさみしゅうしとるからつい行くのでしょうが、私が来ると台からこっそり離れてベンチでただ座っているだけこともありました。そんな時は、500円玉を1枚渡してやって、自分も500円を使って『これだけよ』と一緒に打ったりもしました。『うちからの収入は手をつけずにとっておけ。困った時に使う分ぞ』とも言うと、『はい』と素直に聞いてました。根が真面目な子だったんです」

お金を貸してくれ、と言われたことも何度かあったが、いつも大きな額ではなく5000円か1万円程度だった。借りた金は障害年金が入るとすぐに返してきた。

「僕は一人ぼっちじゃけえ、ずっと一緒におらしてください」

付き合いが長くなるにつれ、長見さんは仕事以外でも何かにつけて山崎さんと過ごすようになっていく。

故郷の山口県の島に係留してある船の手入れに行く時は、山崎さんが車を運転して送り迎えをしてくれた。一緒にご飯に行ってごちそうしたり、カラオケに行って二人で歌を歌ったり、たまに自宅に連れてきたりもした。山崎さんがパソコンやインターネットのことを教えてくれることもあった。

「用事を頼むような人は他にもいるけれど、山崎君はいつも『何かあったら言うてよ』と言ってくれて、私がものを頼むと喜んでくれたんです。仕事に使う見積書が文房具店になくて困っていた時も、何箇所も探してきて『一つありました！』と嬉しそうに買ってきてくれてね。最後の方はパチンコ屋に来るのも、私を探しに来ているようなところがありました」

山崎さんの母親が亡くなった時に葬儀に立ち会ったのも、公営住宅を追い出されそうになった時に役所に保証人になると申し出たのも、窃盗で捕まった時に面会に行き身元引受人になったのも、山崎さんと積み重ねたそんな時間があったからだ。

長見さんは10年前に妻をがんで亡くし、子どもはいない。一人で働き、一人で暮らしてきた毎日に不意に現れた、手間がかかるが放っておけない存在だった。

「私が何かしてやるだけじゃなしに、私も山崎君がいることで助けてもらっている面があったんです。『僕は一人ぼっちじゃけえ、ずっと一緒におらしてください』と何度も言われました。だから私もこの子は放っておかれんと胸に刻み込んだんです。わしはバカじゃから、ああいう子しか交際できない。年を取ると若い子とこんなに親しくなることはあまりないじゃないですか。親みたいなもんです。私の心の中では」

山崎さんがたった一人の家族である母親を亡くした時は葬儀に立ち会い、当時交際していた彼女とも別れた時はそっと励ました。杏さんと新たに交際すると聞いた時は、一緒に心から喜んだ。

「話を聞くとええ子じゃし、『今度こそ大事にしんさいよ』と応援していたんです。これまでにない穏やかな表情で『彼女の出身大学を一緒に見学しに行った』『今度はまた彼女の家に行く』と嬉しそうに話すのを『良かったのう』と聞いてやるのが私も楽しかった。最後に九州の彼女の家に行った時も、私が作ったみかんを『彼女にやりんさい』と持たせました。前にみかんをあげた時に彼女が喜んだと聞いていたからです。うまくいってほしいと願っていました」

「なんぼ思うても帰ってこない」

年末に杏さんと別れたことは知らなかった。九州の彼女の自宅に行った後、何の連絡もしてこない山崎さんに2020年の1月2日、「こんにちは。変わりはないですか？　まだ帰ってこんのん？」と携帯でメールを送っても返信がない。いつもなら、少し遅れたとしても「ごめんなさい」という言葉と共に返信が届くはずだった。

「連絡がないし、おかしいなとは思っていました。彼女と別れていたんですね。私に心配をかけまいと思って隠しとったんじゃろうね。『今度ばかりは仲良うやれよ』とよく声をかけていましたから。『困ったことがあったら言えよ』といつも伝えていたのですが、このことはまったく話してくれなかったです」

　山崎さんの自死は、窃盗事件後に山崎さんを担当していた保護観察官から連絡を受けて後から知った。面会の約束の前日だったと聞いた。

　このことを話す時、ずっと静かに語っていた長見さんの声が初めて怒気を帯びた。

「責めるわけじゃないのですが、私は『こういう子に理想を語ったらいけん。あまり言わんようにしてあげてください』と何度も伝えていたんです。偉い、頭のいい人は、将来に向けてこんな努力をして、結婚して、マイホームを持って、と計画的にものごとを考えられるのかもしれません。でも、路頭に迷うている人間はそんな先の計算はできんのです。そんなことを言われたらプレッシャーになるだけです」

「私らみたいに世の中スレスレのところを凌いで生きてきたもんには、そうやって生きてきた事情をちょっとでも汲んでやることが必要です。支えるというなら、そういう人の気持ちを聞いてやるのが仕事じゃないですか。対話しながら少しでも明るく過ごせるように声をかけてやる。将来のことをあれこれ言われたのがプレッシャーになったんじゃないかなと思ったりもするんです」

「ああいう子には約束事をしたらいけんのです。約束は縛り付けるのと同じです。会う約束だって、近所にいるのだから、時折ひょこっと訪ねて『元気か？』と声をかけてやるだけでいいじゃないですか」

実際に山崎さんが保護観察についてどう思っていたかはわからないが、保護観察官は山崎さんとの関わりについて「悔いが残る」と話していたという。

長見さんもやりきれない重い気持ちが残っている。山崎さんが亡くなってからは、パチンコにもぱったり行かなくなった。

「あれだけしか山崎君にできんかった。これが私の能力の限界なのでしょう。もっと気持ちの中に入り込んでやれていれば、話してくれたのかもしれません。彼女とのことも、どうして私に言わんかったのかなあ」

悔しい顔をする長見さんに、「私もやりきれないんです。このやりきれなさをどうしたらいいでしょう」と尋ねると、涙ぐんでこう言った。

「どうするも何も……。もう帰って来んわね。なんぼ思うても帰ってこない。ショックですよ。あんなええ子がどうして死ななくちゃいかんのですか。ほんま残念で、残念で……。やっぱりおってほしかった。心配事があっても何があっても、ただおってほしかった」

後ろ向きでしかいられない物語もある

親しかった人たちの話を聞いても、結局、山崎さんがなぜ亡くなったのかは本当にはわからない。どうしたら死ななくて済んだのかもわからない。答えを聞きたい人は、もう二度と話が聞けなくなっているからだ。遺された者は、ただ無力感と悲しみの中に置き去りにされたままだ。

一人ぼっちで死に向かっていく姿を想像すると、どれほどの孤独だったのかと胸が痛くなる。ああすれば良かった、こうすれば良かったと後悔を反芻するが、自分を責めるのも悲しみに酔っているようで嫌になる。だいたい取材で一度会っただけの私に何ができたのか。でも常々「天涯孤独」と言っていた彼には、私のような薄いつながりでも何かできたのではないか。そんな堂々巡りの問いを繰り返して2年半が過ぎた。

何より私は、彼が母親の手紙や人とのつながりで命をつないでいるという物語を書いて、それで満足していたのが情けなかった。彼が自死を選んだことによって、自分の記者としての薄っぺらさも突きつけられたように感じた。そして、この本の「はじめに」で書いたような、「誰かが心の奥底から発した言葉は、人を生かす」という信念もぐらついた。

自死で人を亡くしたのは初めてではない。

最初は17歳の時だった。長く寝たきりになっていた祖母が自分で命を絶ったという知らせを高校の授業中に受け取った時、自分のこの先の人生が死の色に塗りつぶされるような感覚を抱いたことをよく覚えている。死を止めるほどの力が自分にあるわけではないのはわかっていた。それでも、取り返しがつかないこの結果を、自分も一生引き受けていかなければならないと感じていた。

遺体と対面した時、親しみのある痩せた頬に触ると不思議なぐらい冷たかった。葬儀を終え、火葬場で焼かれた祖母は驚くほどしっかりと骨が残っていた。長い箸で骨を拾い骨壷に入れる時、私は骨の粉を少しつまみ口に含んだ。その一部を自分の体の中に入れることで、自分とこれからも一緒に生きてほしいと幼い頭で願ったのだ。

31歳の時には、高校時代からの友人が自死した。その頃、私は新聞社で警視庁クラブに所属し、早朝から深夜まで取材に走り回る毎日を送っていた。前年の11月に父が再発したがんで死に、母が食事もとれないようなうつになったので、実家から仕事に通っていた。仕事と母の世話の忙しさを言い訳に、友人とはしばらく連絡も取っていなかった。

妊娠したことは聞いていたものの、妊娠中から重いうつになっていたことも、早産で手のひらに載るほどの小さな子を産んだことも、死にたいという衝動が強くなって精神科に入院していたことも、亡くなってから知った。彼女の父親から電話で知らせを受けた時、私は最初「産まれましたか?」と明るい声で尋ねてしまったぐらいなのだ。実家の布団に横たわる彼女は、声をかけたら起きそうに見えた。額を撫でると冷たい。また自分のこの先の人生が塗りつぶされたように感じた。

私は大切な人が自死したことを受け止めきれなかった。祖母が死んだ直後は強迫性障害が現れた。手を繰り返し洗わずにはいられなくなり、特定の数へのこだわりや人が触れたものへの拒否感が出て、人付き合いも一時ままならなくなった。父の病死に次いで友人が自死した後は眠りが浅くなり、高速道路を運転中、不安感と動悸が激しくなってハンドルから手を離したくなるパニック障害が起きた。今も強迫性障害は一部残り、睡眠薬は手放せず、高速道路は運転できない。

無力感に打ちのめされ、抱えきれなくなった心が身体症状を発し、周りに訝しまれても、自分よりもっと悲しんでいる人がいるのがわかっていたから、人には言うつもりもなかった。

私よりも遥かにつらい思いを抱えていた本人は、もっとそのつらさを言えなかったのだろう。

誰かに助けを求めたり、話を聞いてもらったりして、少しずつ心を立て直す。つらいからこそ余計にそうできない時もあるし、そうできない人もいる。少し回復したとしても、心は度々後ろ向きに揺れる。そんなつらい気持ちの中で一人うずくまることしかできない人の声に私は耳を傾けることができなかった。

ダウン症の長男、玉井拓野さんが血液がんの中でも悪性度の高い形質細胞性白血病になり、過酷な治療と再発を繰り返していた時、母親の玉井真理子さんが出版した著書『ここにいる形質細胞性白血病とダウン症と』（生活書院）のあとがきにこんな言葉があってハッとした。拓野さんは出版5ヵ月後に亡くなった。息子を失うかもしれないという恐怖や怒りの中で、血を吐くように絞り出した言葉だ。

世間は前向きな闘病記がどれだけ好きなのだろう。後ろ向きでしかいられない物語より、後ろ向きの時期を経て前向きになった物語を、いったいどれだけ求めれば気が済むのだろう。

自分自身が安心して着地できる場所が欲しい。わたしだってそうだ。つらい思いをしたけれど、無駄な時間じゃなかったね。苦しかったけれど、だからこそのすばらしい出会いもあったね。そうまとめてもらって安心したい。

神様は乗り越えられる試練しか与えない、とよく言われる。宗教的な信念があって言うわけではないが、神様が与える試練の中にはしっかりと「死」も含まれているのだ。自分の死、家族の死、友人の死……。

とりわけわが子の死。逆縁というのだそうだ。

だったら、わたしは試練なんかいらない。

神様がそれでも試練をくれるというなら、のしをつけて返してやる。

神様なんかくそくらえ！

今のわたしは、おそらく混沌そのもの。目や鼻や口をつけたら死んでしまったという中国の故事に出てくるあの混沌だ。だから無理に整理したり、道筋をつけようとしたりせずに、混沌のままいよう。

どれだけ祈っても願いは届かず、わずかに残っていた希望もどんどんやせ細っていく。意識があることさえ苦しくて、消えてしまいたいほどつらい。命や生死について取材して書く覚悟があるならば、後ろ向きでしかいられないそんな姿に私はなぜ目を向けてこなかったのか。

誰かがその声を受け止められたなら

山崎さんが2020年1月2日にツイッターで「自殺します」という言葉の後に、最後につぶやいたのはこんな言葉だ。

「好きで遺伝する病気で生まれたわけじゃないし選んで発達障害になったわけでもない うつ病になりたくてなったわけないじゃん 自分ができることできていなくても頑張ったのに」

絶望をツイッターという外とつながる場所でつぶやいたのは、誰かに受け止めてもらいたいという無意識の試みだったのかもしれない。

問題そのものが解決できなくても、自分以外の誰かにつらい気持ちを本気で受け止めてもらえたと感じた時に、もう少しその人とつながっていようという気持ちが生まれることがある。本気で自分のことを考えてくれる誰かの存在に触れることで、窒息しそうになっていた心に少しだけ風が通ることもある。それを私はこの本で紹介してきた人たちから学んできたはずだ。でもまさにそんな苦しみの中にいる人に対して、何も活かせなかった。

山崎さんが「死にたい」と何度もつぶやいていた時、母親の手紙を何度もＳＮＳに投稿していたのを、私は母の言葉で自分自身を励ましているのだと思っていた。でもよく考えてみれば、それは一人でノートを読めばできることだ。手紙の写真を文字が見えるようにしてSNSで繰り返し投稿していたのは、きっと人に見せるためだろう。

それはむしろ、母親が「生きろ」と繰り返し書いた言葉に、「死にたいけど、生きたい」という自分の思いを託し、誰かに受け止めてもらいたかったからなのではないか。そもそも私が山崎さんに関心を持つきっかけになったのも、自殺未遂後に孤独を感じていた時に投稿した母親の手紙だったのだ。

人に迷惑をかけられない。でも助けてほしい。そんな葛藤を抱えながら、母親の渾身の言葉を通じて他者とつながることを、最期の瞬間まで求めていたのではないかと今は思うのだ。

自死した祖母と友人については、時間が経って、当時ほど苛烈な痛みを感じることは無くなった。悲しみは持ったまま、共に過ごした思い出を笑いながら語り合うこともある。残された子どもの成長を喜び合い、何かある度に「彼女だったらどう言うだろう」と、ふと頭に浮かぶ。そんな時、自分の中に彼女らが息づいているのを感じる。

10代の頃のように骨の粉を口にしなくても、今の私は真剣に関わった誰かが自分の人生に入り込むことを知っている。亡くなってもなお自分の一部として棲み続け、消滅するわけではないと理解するようになった。大切な人たちが自死した時、まるで一生背負い続けなければいけない重荷のように感じたのはなぜだろう。その死が重く胸を塞ぐ人ほど、自分の中に深く入り込み影響を与え続けるだけだ。

山崎さんの死に痛みを感じながら、私はこれまで耳を傾けてこなかった、書いてこなかった言葉をまた探さなければいけない。山崎さんが投げかけた問いを考え、書き続けることで、彼を生かしたい。先に逝かざるを得なかった人の生を、言葉を、無力にはしない。

（2019年5月15、16、17日公開記事に追加取材のうえ改稿）

おわりに

BuzzFeed Japanで書いた記事をまとめて出版しないかと声をかけていただいたのが2018年10月のことだ。その時のメールに書かれていたのが、「読売新聞からBuzzFeedに至るまで一貫した姿勢で記事を書いている」という指摘だった。

「はじめに」を書くために医療取材を志すきっかけになった父の病いやホスピスでのボランティアで経験したことを当時の記録を見ながら思い返したのだが、自分の関心は読売新聞時代どころか、大学時代から今に至るまで驚くほど変わっていない。そして答えはいつまでも見つからない。生涯追い続けるテーマを20歳そこそこで見つけられたのは幸運だった。

問いはいつも人との出会いが運んできてくれた。私は考察力に優れているわけではないから、人に会って話を聞き、相手から引き出された問いをぶつけて返ってきた言葉を書き留めることしかできない。そんなスタイルも若い頃のままだ。

だから初めての単著と言いながらも、この本に収められた原稿はすべて取材に協力してくれた方たちとの共同作業で書き上げたようなものだ。それぞれの人生から生み出された貴重な言葉を私に託してくれた方たちに、改めて感謝を捧げたい。

まとめる作業は難航し、特に山崎さんが自死した後、1年以上作業がストップした。そこから追加取材も許してくれて、辛抱強く待っていてくださった担当編集者の安藤聡さんに心からのお礼を伝えたい。「どうしても気持ちを整理できない」と迷い続ける私に、「そのままの気持ちを書いたらいい」「納得いくところまで、書ききってもらえれば」と何度も励ましてくださった。混乱する気持ちを受け止め伴走してくれたおかげで、もがく自分をありのまま書くしかないと葛藤に折り合いをつけることができた。

「はじめに」でも書いたように、私が医療記者になるきっかけは父の病だった。抗がん剤治療でいったんは検査でがんが見当たらない寛解に至ったが、9年後に再発し63歳で息を引き取った。自宅で一緒に看取った母が直後に「こんなに穏やかな気持ちで見送ることができると思わなかった」とつぶやいたぐらい、安らかに逝った。死に怯えていた私に、死は自然なことなのだと身をもって教えてくれた。

その父は本が大好きで、私が幼い頃から「本は安いものだぞ。どんどん買って読め」と言っては私をしょっちゅう書店に連れていってくれた。サラリーマンの小遣いは限られていただろうに、私が大量にカゴに入れてくる本を「またこんなに買うのか！」と嬉しそうに買ってくれた。私の初めての単著の最後には岩永國孝という父の名前を記したい。

著者について

岩永直子《いわなが・なおこ》

1973年生まれ。医療記者。東京大学文学部卒業。1998年、読売新聞社入社。社会部、医療部を経て、2015年「yomiDr.（ヨミドクター）」編集長。17年5月BuzzFeed Japan入社。BuzzFeed Japan Medicalを創設し、さまざまな観点から医療記事を執筆、編集。2023年7月BuzzFeed Japan退社。読売新聞時代から健康格差、HPVワクチン問題や優生思想問題等を発信。共著に『この国の不寛容の果てに　相模原事件と私たちの時代』（大月書店）、『新・養生訓　健康本のテイスティング』（丸善出版）、『アディクション・スタディーズ　薬物依存症を捉えなおす13章』（日本評論社）がある。

言葉《ことば》はいのちを救《すく》えるか？

生と死、ケアの現場から

2023年6月30日　初版
2024年2月25日　2刷

著者　岩永直子

発行者　株式会社晶文社
東京都千代田区神田神保町1-11　〒101-0051
電話03-3518-4940（代表）・4942（編集）
URL https://www.shobunsha.co.jp

印刷・製本　中央精版印刷株式会社

ISBN978-4-7949-7366-5 Printed in Japan